給食管理実習のための
計画と運用の手引き

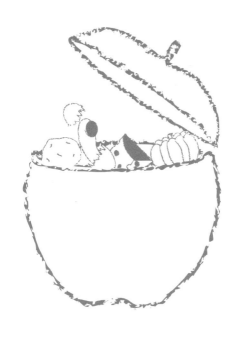

名古屋文理大学短期大学部
名古屋文理栄養士専門学校　編
給食管理実習研究会

学建書院

はじめに

　給食管理とは，栄養に関する知識や管理技術を柱にして，特定の対象者の健康増進や療養をはかることを目標に，人，金，食材，設備・機器，方法，情報などを効率よく駆使して，円滑な給食運営と美味かつ廉価で安全な食事を継続的に提供するためのマネジメントである．また，給食は対象者個々が望ましい食習慣を形成するための栄養教育としての媒体でもあるので，適正な栄養管理と食材料の効果的な活用が必須である．そのうえでつねに費用対効果を考慮し，売り上げや利益を追求することも給食管理者の重要な努めである．

　本書は，給食管理実習を通して Plan－Do－See による実践的な給食運営を体得し，即戦力となる栄養士を養成することに重点を置いて編集した．また，本書の起草に際しては，実習担当教員の総意に基づいて現場の実情に即した内容を心がけた．卒業後も参考の書として役立つことができれば幸いである．なお，本書の不備な点については，ご指摘ご教示をいただき，他日補足することとしたい．

　最後に，本書の出版に際しまして，多大なご尽力をいただきました学建書院の大崎真弓氏，馬島めぐみ氏に厚く御礼申し上げます．

2006 年 9 月

執筆者一同

もくじ

I. 計画

1. 給食管理実習のコンセプト　1
   - （1）給食管理実習の目的　1
   - （2）給食の運営管理　1
   - （3）組織と実習項目　2
2. 栄養管理　4
   - （1）日本人の食事摂取基準　4
   - （2）食品構成表　12
   - （3）食品群別荷重平均成分表　13
   - （4）食品分類表　14
3. 献立作成　16
   - （1）供食形態　16
   - （2）献立の基本構成　16
   - （3）献立作成時の留意点　18
   - （4）食品重量の目安　19
   - （5）適正調味料割合　20
4. メニュー管理　22
   - （1）予定献立表の作成　22
   - （2）週間メニュー表　24
   - （3）行事食　25
5. 実習室見取図と機器　26
   - （1）給食管理実習室見取図　26
   - （2）汚染作業区域・非汚染作業区域（準清潔作業区域・清潔作業区域）の区分　28
   - （3）機器能力一覧　28
   - （4）機器取扱マニュアル　30
6. 練習メニューと作業工程表の作成　53
   - （1）練習メニュー　53
   - （2）予定献立表の書き方　54
   - （3）作業工程一覧表の作成　55
   - （4）衛生管理ポイント　56

II. 実施

1. 購買管理　60
   - （1）一括購入品一覧表　60
   - （2）庫出し係数　60
   - （3）発注書　61
   - （4）食品出納帳　61
   - （5）在庫台帳　62
   - （6）入・出庫伝票　62

2．衛生管理　63
　（1）食中毒の3原則　63
　（2）検　便　63
　（3）服　装　64
　（4）実習担当者の衛生点検表　64
　（5）手洗いの方法　66
　（6）食品の洗浄・消毒　67
　（7）器具・食器などの洗浄・消毒　67
　（8）保存食　68
　（9）温度管理　68
　（10）清　掃　74
　（11）インシデント／アクシデント・レポート　74
　（12）食中毒警報の発令の条件　74
　（13）給食施設におけるHACCPについて　74
　（14）院外調理について　76
　（15）HACCPにおける洗浄，殺菌剤，方法の選択　77
　（16）おもな除菌剤の用途，適用，除菌特性　77
　（17）塩化ビニール製手袋の使用禁止について　78
　（18）簡易衛生検査法について　78
　（19）給食用食器の材質による比較　80
　（20）細菌性食中毒の特徴と予防方法　81
3．調理と盛りつけ・配膳　82
　（1）大量調理の特性と使用機器の把握　82
　（2）冷凍食品の取り扱い　87
　（3）盛りつけ・配膳　89
4．帳票管理　90
　（1）検収記録簿　90
　（2）納品単価表　91
　（3）実施献立表　92
　（4）給食材料消費日計表　93
　（5）検食票　94
　（6）給食日誌　95
　（7）栄養出納表（練習用）　96
　（8）栄養月報　97
　（9）実習引継書　98
　（10）今日の献立　99
5．栄養教育　100
　（1）栄養メモ　100
　（2）メッセージカード　101

（3）イベント例　*101*
　　（4）給食だより　*103*
　6．調　査　*104*
　　（1）廃棄量調査　*104*
　　（2）欠食調査　*104*
　　（3）残食調査　*104*
　　（4）作業調査　*104*
　　（5）調理能力調査　*104*
　　（6）嗜好調査と統計処理　*107*

III．評　価
1．実習の評価と反省　*109*
　（1）献立評価のレポート　*109*
　（2）作業評価表　*110*
　（3）給食管理実習評価表　*111*

付表1　大量調理献立集　　　　　　　　*113*
　　2　関係法規集　　　　　　　　　　*130*

参考文献　*147*

I 計 画

1 給食管理実習のコンセプト

（1）給食管理実習の目的

　給食管理論（計画論・実務論）を基にした実地訓練を通して，大量調理技術，栄養管理，衛生管理，食材料管理，生産管理，作業管理，施設設備管理，事務管理，経営管理などの各技法を体得し，即戦力となる給食管理能力を持った栄養士を養成することを目的とする．

（2）給食の運営管理

　給食の運営管理は，喫食者サイドに立脚した目的と給食計画に基づいて毎回の食事を安全に滞りなく提供していくことであり，以下に挙げる事柄がその根幹となる．また，給食管理者は現状を十分把握してよりよい給食運営を円滑に遂行するために，経営者などの関係者，喫食者，給食担当者の代表らで構成する給食委員会を設置して，定期的にコミュニケーションをとって相互の理解を深めながら提起事項を審議し，解決をはかることが重要である．
　① 施設の経営方針
　② 給食対象者の状況および要望の把握
　③ 給与栄養基準量に基づく適正な給食の実施
　④ 経営意識と原価意識
　⑤ 品質のよい食材料の安価かつ安定した購入
　⑥ 徹底した衛生管理
　⑦ 給食作業者の安全性と作業環境
　⑧ 設備・機器の保守点検と整備
　⑨ 給食従事者の信頼感と業務への理解
　⑩ 作業工程と人員の適正な配置
　⑪ 喫食者サービスの意識と食事環境の整備
　⑫ 給食従事者の教育

（3）組織と実習項目

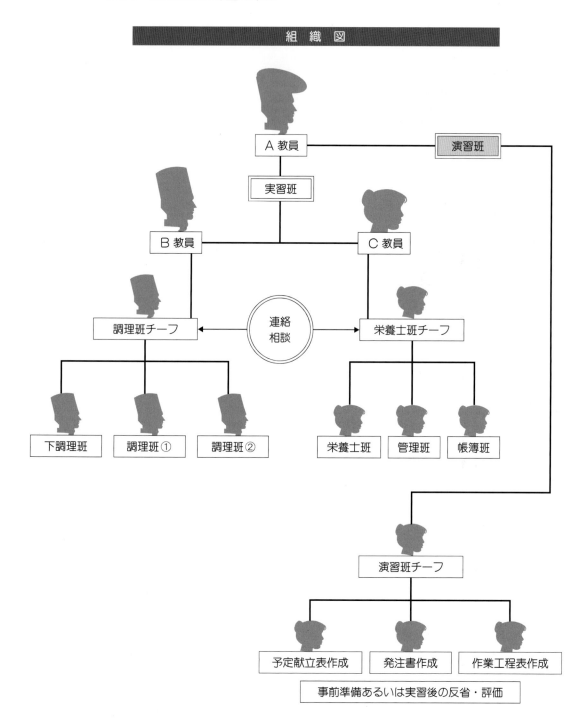

I. 計画

班別作業内容一覧表

班		事前	実習当日
栄養士班	栄養士	献立計画・作業工程一覧表 ◇献立カード ◇食数確認 ◇予定献立表（レシピ） ◇調理機器能力調査 ◇作業人員配分 ◇作業工程一覧表	調理指導・栄養メモ等指導用媒体・喫食受付・嗜好調査・総合評価 ◇栄養メモ ◇栄養指導用媒体 ◇喫食者台帳 ◇嗜好調査集計表 ◇給食評価表
	管理	点検方法・内容の確認・重量変化率	衛生点検・温度点検・品温点検・重量変化率・点検引継書 ◇衛生点検票 ◇温度（機器・室温）点検表 ◇モニタリング表 ◇重量変化率調査表 ◇点検引継書
	帳簿	価格調査・発注 ◇価格調査票 ◇発注書 ◇一括購入書	検収・帳票類作成・検食票 ◇検収一覧表 ◇実施献立表 ◇消費日計表 ◇在庫台帳 ◇栄養出納表 ◇給食日誌 ◇検食票
調理班	2 下調理	下調理の作業工程表・調査項目の確認 ◇下調理方法の把握 ◇料理別別作業工程表	下調理・廃棄量調査・食堂清掃・喫食準備と整理・食器洗浄・残食調査 ◇廃棄量調査表 ◇残菜・残食調査表
	3 調理①	主菜A、副菜①、副菜②の調製法と調理別別作業工程表 ◇調理方法の把握 ◇料理別別作業工程表	主菜A・副菜①・副菜②
	4 調理②	主菜B、主食、汁物、デザートの調製法と調理別別作業工程表 ◇調理方法の把握 ◇料理別別作業工程表	主菜B・主食・汁物・デザート

上段；作業内容　下段；◇帳票類などの印刷物

事前準備

① 栄養士班で献立を作成し、決定献立をパソコンにて調整、献立表2枚をプリントアウトする。
② 作成した献立の主菜のみを変更して、選択B献立を作成し、同様にプリントアウトする。
＊献立作成に際しては、予算、米養価、調理時間を遵守する。
＊献立は員、量、調味、色彩、季節感、使用する機器や食器、作業者数などを考慮する。
＊祝日などの記念日前後に行事食を導入する。
③ 栄養士班は予定献立表（レシピ）を作成する。
④ 作業工程は、作業量と時間および喫食開始直前の仕上げなどを考慮して作成する。
＊調理作業の手順は、ムリ、ムダ、ムラをなくし、極力単純化にする。
⑤ 帳簿担当は発注作業および価格調査を行う。
⑥ 栄養士班は他の担当班に調理の詳細を報告する。
⑦ 下調理および調理①②担当は、予定献立表、工程表をノートに転記し、理解しておく。

2 栄養管理

(1) 日本人の食事摂取基準

参照体位（参照身長，参照体重）[1]

性別	男性		女性[2]	
年齢等	参照身長(cm)	参照体重(kg)	参照身長(cm)	参照体重(kg)
0～5（月）	61.5	6.3	60.1	5.9
6～11（月）	71.6	8.8	70.2	8.1
6～8（月）	69.8	8.4	68.3	7.8
9～11（月）	73.2	9.1	71.9	8.4
1～2（歳）	85.8	11.5	84.6	11.0
3～5（歳）	103.6	16.5	103.2	16.1
6～7（歳）	119.5	22.2	118.3	21.9
8～9（歳）	130.4	28.0	130.4	27.4
10～11（歳）	142.0	35.6	144.0	36.3
12～14（歳）	160.5	49.0	155.1	47.5
15～17（歳）	170.1	59.7	157.7	51.9
18～29（歳）	170.3	63.2	158.0	50.0
30～49（歳）	170.7	68.5	158.0	53.1
50～69（歳）	166.6	65.3	153.5	53.0
70以上（歳）	160.8	60.0	148.0	49.5

[1] 0～17歳は，日本小児内分泌学会・日本成長学会合同標準委員会による小児の体格評価に用いる身長，体重の標準値をもとに，年齢区分に応じて，当該月齢並びに年齢階級の中央時点における中央値を引用した．ただし，公表数値が年齢区分と合致しない場合は，同様の方法で算出した値を用いた．18歳以上は，平成22年，23年国民健康・栄養調査における当該の性及び年齢階級における身長・体重の中央値を用いた．
[2] 妊婦，授乳婦を除く．

（参考表）推定エネルギー必要量（kcal/日）

性別	男性			女性		
身体活動レベル[1]	I	II	III	I	II	III
0～5（月）	―	550	―	―	500	―
6～8（月）	―	650	―	―	600	―
9～11（月）	―	700	―	―	650	―
1～2（歳）	―	950	―	―	900	―
3～5（歳）	―	1,300	―	―	1,250	―
6～7（歳）	1,350	1,550	1,750	1,250	1,450	1,650
8～9（歳）	1,600	1,850	2,100	1,500	1,700	1,900
10～11（歳）	1,950	2,250	2,500	1,850	2,100	2,350
12～14（歳）	2,300	2,600	2,900	2,150	2,400	2,700
15～17（歳）	2,500	2,850	3,150	2,050	2,300	2,550
18～29（歳）	2,300	2,650	3,050	1,650	1,950	2,200
30～49（歳）	2,300	2,650	3,050	1,750	2,000	2,300
50～69（歳）	2,100	2,450	2,800	1,650	1,900	2,200
70以上（歳）[2]	1,850	2,200	2,500	1,500	1,750	2,000
妊婦（付加量）[3] 初期				＋50	＋50	＋50
中期				＋250	＋250	＋250
後期				＋450	＋450	＋450
授乳婦（付加量）				＋350	＋350	＋350

[1] 身体活動レベルは，低い，ふつう，高いの3つのレベルとして，それぞれI，II，IIIで示した．
[2] 主として70～75歳ならびに自由な生活を営んでいる対象者に基づく報告から算定した．
[3] 妊婦個々の体格や妊娠中の体重増加量，胎児の発育状況の評価を行うことが必要である．

注1：活用に当たっては，食事摂取状況のアセスメント，体重及びBMIの把握を行い，エネルギーの過不足は，体重の変化またはBMIを用いて評価すること．
注2：身体活動レベルIの場合，少ないエネルギー消費量に見合った少ないエネルギー摂取量を維持することになるため，健康の保持・増進の観点からは，身体活動量を増加させる必要があること．

基礎代謝量

年齢	男性			女性		
	基礎代謝基準値 (kcal/kg 体重/日)	参照体重 (kg)	基礎代謝量 (kcal/日)	基礎代謝基準値 (kcal/kg 体重/日)	参照体重 (kg)	基礎代謝量 (kcal/日)
1～2（歳）	61.0	11.5	700	59.7	11.0	660
3～5（歳）	54.8	16.5	900	52.2	16.1	840
6～7（歳）	44.3	22.2	980	41.9	21.9	920
8～9（歳）	40.8	28.0	1,140	38.3	27.4	1,050
10～11（歳）	37.4	35.6	1,330	34.8	36.3	1,260
12～14（歳）	31.0	49.0	1,520	29.6	47.5	1,410
15～17（歳）	27.0	59.7	1,610	25.3	51.9	1,310
18～29（歳）	24.0	63.2	1,520	22.1	50.0	1,110
30～49（歳）	22.3	68.5	1,530	21.7	53.1	1,150
50～69（歳）	21.5	65.3	1,400	20.7	53.0	1,100
70以上（歳）	21.5	60.0	1,290	20.7	49.5	1,020

身体活動レベル別にみた活動内容と活動時間の代表例

	低い（I）	ふつう（II）	高い（III）
身体活動レベル[2]	1.50 (1.40～1.60)	1.75 (1.60～1.90)	2.00 (1.90～2.20)
日常生活の内容[3]	生活の大部分が座位で，静的な活動が中心の場合	座位中心の仕事だが，職場内での移動や立位での作業・接客等，あるいは通勤・買い物・家事，軽いスポーツ等のいずれかを含む場合	移動や立位の多い仕事への従事者，あるいは，スポーツ等余暇における活発な運動習慣をもっている場合
中程度の強度（3.0～5.9メッツ）の身体活動の1日当たりの合計時間（時間/日）[3]	1.65	2.06	2.53
仕事での1日当たりの合計歩行時間（時間/日）[3]	0.25	0.54	1.00

[1] 代表値．（ ）内はおよその範囲．
[2] Black, et al., Ishikawa-Tanaka, et al. を参考に，身体活動レベル（PAL）に及ぼす職業の影響が大きいことを考慮して作成．
[3] Ishikawa-Tanaka, et al. による．

目標とするBMIの範囲（18歳以上）[1,2]

年齢（歳）	目標とするBMI（kg/m²）
18～49	18.5～24.9
50～69	20.0～24.9
70以上	21.5～24.9[3]

[1] 男女共通．あくまでも参考として使用すべきである．
[2] 観察疫学研究において報告された総死亡率が最も低かったBMIを基に，疾患別の発症率とBMIとの関連，死因とBMIとの関連，日本人のBMIの実態に配慮し，総合的に判断し目標とする範囲を設定．
[3] 70歳以上では，総死亡率が最も低かったBMIと実態との乖離が見られるため，虚弱の予防及び生活習慣病の予防の両者に配慮する必要があることも踏まえ，当面目標とするBMIの範囲を21.5～24.9とした．

エネルギー産生栄養素バランス（％エネルギー）

	目標量[1]（中央値[2]）（男女共通）			
年齢等	たんぱく質	脂質[3]		炭水化物[4,5]
		脂質	飽和脂肪酸	
0～11（月）	―	―	―	―
1～17（歳）	13～20（16.5）	20～30（25）	―	50～65（57.5）
18～69（歳）	13～20（16.5）	20～30（25）	7以下	50～65（57.5）
70以上（歳）	13～20（16.5）	20～30（25）	7以下	50～65（57.5）

[1] 各栄養素の範囲については，おおむねの値を示したものであり，生活習慣病の予防や高齢者の虚弱の予防の観点からは，弾力的に運用すること．
[2] 中央値は，範囲の中央値を示したものであり，最も望ましい値を示すものではない．
[3] 脂質については，その構成成分である飽和脂肪酸など，質への配慮を十分に行う必要がある．
[4] アルコールを含む．ただし，アルコールの摂取を勧めるものではない．
[5] 食物繊維の目標量を十分に注意すること．

食事摂取基準の各指標を理解するための概念図

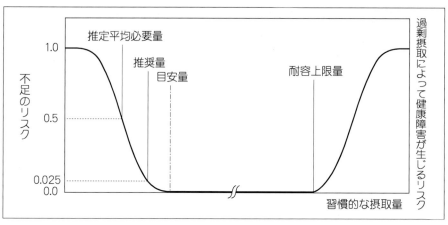

縦軸は，個人の場合は不足または過剰によって健康障害が生じる確率を，集団の場合は不足状態にある人または過剰摂取によって健康障害を生じる人の割合を示す．

不足の確率が推定平均必要量では0.5（50％）あり，推奨量では0.02～0.03（中間値として0.025）（2～3％または2.5％）あることを示す．耐容上限量以上を摂取した場合には過剰摂取による健康障害が生じる潜在的なリスクが存在することを示す．そして，推奨量と耐容上限量との間の摂取量では，不足のリスク，過剰摂取による健康障害が生じるリスクともに0（ゼロ）に近いことを示す．

目安量については，推定平均必要量ならびに推奨量と一定の関係を持たない．しかし，推奨量と目安量を同時に算定することが可能であれば，目安量は推奨量よりも大きい（図では右方）と考えられるため，参考として付記した．

目標量は，ここに示す概念や方法とは異なる性質のものであることから，ここには図示できない．

栄養素の設定指標

推定平均必要量（EAR）	ある母集団における必要量の平均値の推定値．当該集団に属する50％の人が必要量を満たすと推定される1日の摂取量．
推奨量（RDA）	ある母集団のほとんどの人（97～98％）が充足している量．＊理論的には「推定平均必要量＋(1＋2×変動係数)」として算出
目安量（AI）	推定平均必要量を算定するのに十分な科学的根拠が得られない場合に，特定の集団において不足状態を示す人がほとんど観察されない量．
耐容上限量（UL）	健康障害をもたらすリスクがないとみなされる習慣的な摂取量の上限を与える量．
目標量（DG）	生活習慣病の予防を目的として，現在の日本人が当面の目標とすべき摂取量．

たんぱく質，脂質，炭水化物，食物繊維の食事摂取基準

年齢	たんぱく質（g/日，目標量（中央値）：%エネルギー）							
	男性				女性			
	推定平均必要量	推奨量	目安量	目標量[1]（中央値[2]）	推定平均必要量	推奨量	目安量	目標量[1]（中央値[2]）
0～5（月）*	—	—	10	—	—	—	10	—
6～8（月）*	—	—	15	—	—	—	15	—
9～11（月）*	—	—	25	—	—	—	25	—
1～2（歳）	15	20	—	13～20（16.5）	15	20	—	13～20（16.5）
3～5（歳）	20	25	—	13～20（16.5）	20	25	—	13～20（16.5）
6～7（歳）	25	35	—	13～20（16.5）	25	30	—	13～20（16.5）
8～9（歳）	35	40	—	13～20（16.5）	30	40	—	13～20（16.5）
10～11（歳）	40	50	—	13～20（16.5）	40	50	—	13～20（16.5）
12～14（歳）	50	60	—	13～20（16.5）	45	55	—	13～20（16.5）
15～17（歳）	50	65	—	13～20（16.5）	45	55	—	13～20（16.5）
18～29（歳）	50	60	—	13～20（16.5）	40	50	—	13～20（16.5）
30～49（歳）	50	60	—	13～20（16.5）	40	50	—	13～20（16.5）
50～69（歳）	50	60	—	13～20（16.5）	40	50	—	13～20（16.5）
70以上（歳）	50	60	—	13～20（16.5）	40	50	—	13～20（16.5）
妊婦（付加量） 初期					＋0	＋0	—	—
中期					＋5	＋10	—	—
後期					＋20	＋25	—	—
授乳婦（付加量）					＋15	＋20	—	—

*乳児の目安量は，母乳栄養児の値である．
[1]範囲については，おおむねの値を示したものである．
[2]中央値は，範囲の中央値を示したものであり，最も望ましい値を示すものではない．

年齢	脂質：脂肪エネルギー比率（%エネルギー）				飽和脂肪酸（%エネルギー）	
	男性		女性		男性	女性
	目安量	目標量[1]（中央値[2]）	目安量	目標量[1]（中央値[2]）	目標量	目標量
0～5（月）	50	—	50	—	—	—
6～11（月）	40	—	40	—	—	—
1～2（歳）	—	20～30（25）	—	20～30（25）	—	—
3～5（歳）	—	20～30（25）	—	20～30（25）	—	—
6～7（歳）	—	20～30（25）	—	20～30（25）	—	—
8～9（歳）	—	20～30（25）	—	20～30（25）	—	—
10～11（歳）	—	20～30（25）	—	20～30（25）	—	—
12～14（歳）	—	20～30（25）	—	20～30（25）	—	—
15～17（歳）	—	20～30（25）	—	20～30（25）	—	—
18～29（歳）	—	20～30（25）	—	20～30（25）	7以下	7以下
30～49（歳）	—	20～30（25）	—	20～30（25）	7以下	7以下
50～69（歳）	—	20～30（25）	—	20～30（25）	7以下	7以下
70以上（歳）	—	20～30（25）	—	20～30（25）	7以下	7以下
妊婦			—	—		—
授乳婦			—	—		—

[1]範囲については，おおむねの値を示したものである．
[2]中央値は，範囲の中央値を示したものであり，最も望ましい値を示すものではない．

年齢	n-6系脂肪酸（g/日）		n-3系脂肪酸（g/日）		炭水化物（%エネルギー）		食物繊維（g/日）	
	男性	女性	男性	女性	男性	女性	男性	女性
	目安量	目安量	目安量	目安量	目標量[1,2]（中央値[3]）	目標量[1,2]（中央値[3]）	目標量	目標量
0～5（月）	4	4	0.9	0.9	—	—	—	—
6～11（月）	4	4	0.8	0.8	—	—	—	—
1～2（歳）	5	5	0.7	0.8	50～65（57.5）	50～65（57.5）	—	—
3～5（歳）	7	6	1.3	1.1	50～65（57.5）	50～65（57.5）	—	—
6～7（歳）	7	7	1.4	1.3	50～65（57.5）	50～65（57.5）	11以上	10以上
8～9（歳）	9	7	1.7	1.4	50～65（57.5）	50～65（57.5）	12以上	12以上
10～11（歳）	9	8	1.7	1.5	50～65（57.5）	50～65（57.5）	13以上	13以上
12～14（歳）	12	10	2.1	1.8	50～65（57.5）	50～65（57.5）	17以上	16以上
15～17（歳）	13	10	2.3	1.7	50～65（57.5）	50～65（57.5）	19以上	17以上
18～29（歳）	11	8	2.0	1.6	50～65（57.5）	50～65（57.5）	20以上	18以上
30～49（歳）	10	8	2.1	1.6	50～65（57.5）	50～65（57.5）	20以上	18以上
50～69（歳）	10	8	2.4	2.0	50～65（57.5）	50～65（57.5）	20以上	18以上
70以上（歳）	8	7	2.2	1.9	50～65（57.5）	50～65（57.5）	19以上	17以上
妊婦		9		1.8		—		—
授乳婦		9		1.8		—		—

[1]範囲については，おおむねの値を示したものである．
[2]アルコールを含む．ただし，アルコールの摂取を勧めるものではない．
[3]中央値は，範囲の中央値を示したものであり，最も望ましい値を示すものではない．

ビタミンの食事摂取基準

ビタミンA（μgRAE/日）[1]

年齢	男性 推定平均必要量[2]	男性 推奨量[2]	男性 目安量[3]	男性 耐容上限量[3]	女性 推定平均必要量[2]	女性 推奨量[2]	女性 目安量[3]	女性 耐容上限量[3]
0～5（月）	—	—	300	600	—	—	300	600
6～11（月）	—	—	400	600	—	—	400	600
1～2（歳）	300	400	—	600	250	350	—	600
3～5（歳）	350	500	—	700	300	400	—	700
6～7（歳）	300	450	—	900	300	400	—	900
8～9（歳）	350	500	—	1,200	350	500	—	1,200
10～11（歳）	450	600	—	1,500	400	600	—	1,500
12～14（歳）	550	800	—	2,100	500	700	—	2,100
15～17（歳）	650	900	—	2,600	500	650	—	2,600
18～29（歳）	600	850	—	2,700	450	650	—	2,700
30～49（歳）	650	900	—	2,700	500	700	—	2,700
50～69（歳）	600	850	—	2,700	500	700	—	2,700
70以上（歳）	550	800	—	2,700	450	650	—	2,700
妊婦（付加量）初期					+0	+0	—	—
妊婦（付加量）中期					+0	+0	—	—
妊婦（付加量）後期					+60	+80	—	—
授乳婦（付加量）					+300	+450	—	—

[1] レチノール活性当量（μgRAE）
＝レチノール（μg）＋β-カロテン（μg）×1/12＋α-カロテン（μg）×1/24
＋β-クリプトキサンチン（μg）×1/24＋その他のプロビタミンAカロテノイド（μg）×1/24
[2] プロビタミンAカロテノイドを含む．
[3] プロビタミンAカロテノイドを含まない．

ビタミンD（μg/日）, ビタミンE（mg/日）[1], ビタミンK（μg/日）

年齢	ビタミンD 男性 目安量	ビタミンD 男性 耐容上限量	ビタミンD 女性 目安量	ビタミンD 女性 耐容上限量	ビタミンE 男性 目安量	ビタミンE 男性 耐容上限量	ビタミンE 女性 目安量	ビタミンE 女性 耐容上限量	ビタミンK 男性 目安量	ビタミンK 女性 目安量
0～5（月）	5.0	25	5.0	25	3.0	—	3.0	—	4	4
6～11（月）	5.0	25	5.0	25	4.0	—	4.0	—	7	7
1～2（歳）	2.0	20	2.0	20	3.5	150	3.5	150	60	60
3～5（歳）	2.5	30	2.5	30	4.5	200	4.5	200	70	70
6～7（歳）	3.0	40	3.0	40	5.0	300	5.0	300	85	85
8～9（歳）	3.5	40	3.5	40	5.5	350	5.5	350	100	100
10～11（歳）	4.5	60	4.5	60	5.5	450	5.5	450	120	120
12～14（歳）	5.5	80	5.5	80	7.5	650	6.0	600	150	150
15～17（歳）	6.0	90	6.0	90	7.5	750	6.0	650	160	160
18～29（歳）	5.5	100	5.5	100	6.5	800	6.0	650	150	150
30～49（歳）	5.5	100	5.5	100	6.5	900	6.0	700	150	150
50～69（歳）	5.5	100	5.5	100	6.5	850	6.0	700	150	150
70以上（歳）	5.5	100	5.5	100	6.5	750	6.0	650	150	150
妊婦			7.0	—			6.5	—		150
授乳婦			8.0	—			7.0	—		150

[1] α-トコフェロールについて算定した．α-トコフェロール以外のビタミンEは含んでいない．

ビタミンB_1（mg/日）[1,2], ビタミンB_2（mg/日）[1,3]

年齢	B_1 男性 推定平均必要量	B_1 男性 推奨量	B_1 男性 目安量	B_1 女性 推定平均必要量	B_1 女性 推奨量	B_1 女性 目安量	B_2 男性 推定平均必要量	B_2 男性 推奨量	B_2 男性 目安量	B_2 女性 推定平均必要量	B_2 女性 推奨量	B_2 女性 目安量
0～5（月）	—	—	0.1	—	—	0.1	—	—	0.3	—	—	0.3
6～11（月）	—	—	0.2	—	—	0.2	—	—	0.4	—	—	0.4
1～2（歳）	0.4	0.5	—	0.4	0.5	—	0.5	0.6	—	0.5	0.5	—
3～5（歳）	0.6	0.7	—	0.6	0.7	—	0.7	0.8	—	0.6	0.8	—
6～7（歳）	0.7	0.8	—	0.7	0.8	—	0.8	0.9	—	0.7	0.9	—
8～9（歳）	0.8	1.0	—	0.8	0.9	—	0.9	1.1	—	0.9	1.0	—
10～11（歳）	1.0	1.2	—	0.9	1.1	—	1.1	1.4	—	1.1	1.3	—
12～14（歳）	1.2	1.4	—	1.1	1.3	—	1.3	1.6	—	1.2	1.4	—
15～17（歳）	1.3	1.5	—	1.0	1.2	—	1.4	1.7	—	1.2	1.4	—
18～29（歳）	1.2	1.4	—	0.9	1.1	—	1.3	1.6	—	1.0	1.2	—
30～49（歳）	1.2	1.4	—	0.9	1.1	—	1.3	1.6	—	1.0	1.2	—
50～69（歳）	1.1	1.3	—	0.9	1.0	—	1.2	1.5	—	1.0	1.1	—
70以上（歳）	1.0	1.2	—	0.8	0.9	—	1.1	1.3	—	0.9	1.1	—
妊婦（付加量）				+0.2	+0.2	—				+0.2	+0.3	—
授乳婦（付加量）				+0.2	+0.2	—				+0.5	+0.6	—

[1] 身体活動レベルIIの推定エネルギー必要量を用いて算定した．
[2] 特記事項：推定平均必要量は，ビタミンB_1の欠乏症である脚気を予防するに足る最小必要量からではなく，尿中にビタミンB_1の排泄量が増大し始める摂取量（体内飽和量）から算定．
[3] 特記事項：推定平均必要量は，ビタミンB_2の欠乏症である口唇炎，口角炎，舌炎などの皮膚炎を予防するに足る最小摂取量から求めた値ではなく，尿中にビタミンB_2の排泄量が増大し始める摂取量（体内飽和量）から算定．

年齢	ナイアシン（mgNE/日）[1]								ビタミンB₆（mg/日）[4]							
	男性				女性				男性				女性			
	推定平均必要量	推奨量	目安量	耐容上限量[2]	推定平均必要量	推奨量	目安量	耐容上限量[2]	推定平均必要量	推奨量	目安量	耐容上限量[5]	推定平均必要量	推奨量	目安量	耐容上限量[5]
0～5（月）	—	—	2[3]	—	—	—	2[3]	—	—	—	0.2	—	—	—	0.2	—
6～11（月）	—	—	3	—	—	—	3	—	—	—	0.3	—	—	—	0.3	—
1～2（歳）	5	5	—	60(15)	4	5	—	60(15)	0.4	0.5	—	10	0.4	0.5	—	10
3～5（歳）	6	7	—	80(20)	6	7	—	80(20)	0.5	0.6	—	15	0.5	0.6	—	15
6～7（歳）	7	9	—	100(30)	7	8	—	100(25)	0.7	0.8	—	20	0.6	0.7	—	20
8～9（歳）	9	11	—	150(35)	8	10	—	150(35)	0.8	0.9	—	25	0.8	0.9	—	25
10～11（歳）	11	13	—	200(45)	10	12	—	200(45)	1.0	1.2	—	30	1.0	1.2	—	30
12～14（歳）	12	15	—	250(60)	12	14	—	250(60)	1.2	1.4	—	40	1.1	1.3	—	40
15～17（歳）	14	16	—	300(75)	11	13	—	250(65)	1.2	1.5	—	50	1.1	1.3	—	45
18～29（歳）	13	15	—	300(80)	9	11	—	250(65)	1.2	1.4	—	55	1.0	1.2	—	45
30～49（歳）	13	15	—	350(85)	10	12	—	250(65)	1.2	1.4	—	60	1.0	1.2	—	45
50～69（歳）	12	14	—	350(80)	9	11	—	250(65)	1.2	1.4	—	55	1.0	1.2	—	45
70以上（歳）	11	13	—	300(75)	8	10	—	250(60)	1.2	1.4	—	50	1.0	1.2	—	40
妊婦（付加量）					—	—	—	—					+0.2	+0.2	—	—
授乳婦（付加量）					+3	+3	—	—					+0.3	+0.3	—	—

NE＝ナイアシン当量＝ナイアシン＋1/60 トリプトファン．
[1] 身体活動レベルIIの推定エネルギー必要量を用いて算定した．
[2] ニコチンアミドのmg量，（ ）内はニコチン酸のmg量．参照体重を用いて算定した．
[3] 単位はmg/日．
[4] たんぱく質食事摂取基準の推奨量を用いて算定した（妊婦・授乳婦の付加量は除く）．
[5] 食事性ビタミンB₆の量ではなく，ピリドキシンとしての量である．

年齢	ビタミンB₁₂（μg/日）						葉酸（μg/日）[1]							
	男性			女性			男性				女性			
	推定平均必要量	推奨量	目安量	推定平均必要量	推奨量	目安量	推定平均必要量	推奨量	目安量	耐容上限量[2]	推定平均必要量	推奨量	目安量	耐容上限量[2]
0～5（月）	—	—	0.4	—	—	0.4	—	—	40	—	—	—	40	—
6～11（月）	—	—	0.5	—	—	0.5	—	—	60	—	—	—	60	—
1～2（歳）	0.7	0.9	—	0.7	0.9	—	70	90	—	200	70	90	—	200
3～5（歳）	0.8	1.0	—	0.8	1.0	—	80	100	—	300	80	100	—	300
6～7（歳）	1.0	1.3	—	1.0	1.3	—	100	130	—	400	100	130	—	400
8～9（歳）	1.2	1.5	—	1.2	1.5	—	120	150	—	500	120	150	—	500
10～11（歳）	1.5	1.8	—	1.5	1.8	—	150	180	—	700	150	180	—	700
12～14（歳）	1.9	2.3	—	1.9	2.3	—	190	230	—	900	190	230	—	900
15～17（歳）	2.1	2.5	—	2.1	2.5	—	210	250	—	900	210	250	—	900
18～29（歳）	2.0	2.4	—	2.0	2.4	—	200	240	—	900	200	240	—	900
30～49（歳）	2.0	2.4	—	2.0	2.4	—	200	240	—	1,000	200	240	—	1,000
50～69（歳）	2.0	2.4	—	2.0	2.4	—	200	240	—	1,000	200	240	—	1,000
70以上（歳）	2.0	2.4	—	2.0	2.4	—	200	240	—	900	200	240	—	900
妊婦（付加量）				+0.3	+0.4	—					+200	+240	—	—
授乳婦（付加量）				+0.7	+0.8	—					+80	+100	—	—

[1] 妊娠を計画している女性，または，妊娠の可能性がある女性は，神経管閉鎖障害のリスクの低減のために，付加的に400μg/日のプテロイルモノグルタミン酸の摂取が望まれる．
[2] サプリメントや強化食品に含まれるプテロイルモノグルタミン酸の量．

年齢	パントテン酸（mg/日）		ビオチン（μg/日）		ビタミンC（mg/日）[1]					
	男性	女性	男性	女性	男性			女性		
	目安量	目安量	目安量	目安量	推定平均必要量	推奨量	目安量	推定平均必要量	推奨量	目安量
0～5（月）	4	4	4	4	—	—	40	—	—	40
6～11（月）	3	3	10	10	—	—	40	—	—	40
1～2（歳）	3	3	20	20	30	35	—	30	35	—
3～5（歳）	4	4	20	20	35	40	—	35	40	—
6～7（歳）	5	5	25	25	45	55	—	45	55	—
8～9（歳）	5	5	30	30	50	60	—	50	60	—
10～11（歳）	6	6	35	35	60	75	—	60	75	—
12～14（歳）	7	7	50	50	80	95	—	80	95	—
15～17（歳）	7	5	50	50	85	100	—	85	100	—
18～29（歳）	5	4	50	50	85	100	—	85	100	—
30～49（歳）	5	4	50	50	85	100	—	85	100	—
50～69（歳）	5	5	50	50	85	100	—	85	100	—
70以上（歳）	5	5	50	50	85	100	—	85	100	—
妊婦		5		50				+10[2]	+10[2]	—
授乳婦		5		50				+40[2]	+45[2]	—

[1] 特記事項：推定平均必要量は，壊血病の回避ではなく，心臓血管系の疾病予防効果並びに抗酸化作用効果から算定．
[2] 付加量．

ミネラルの食事摂取基準

年齢	ナトリウム（mg/日）[（ ）は食塩相当量（g/日）]						カリウム（mg/日）			
	男性			女性			男性		女性	
	推定平均必要量	目安量	目標量	推定平均必要量	目安量	目標量	目安量	目標量	目安量	目標量
0～5（月）	—	100（0.3）	—	—	100（0.3）	—	400	—	400	—
6～11（月）	—	600（1.5）	—	—	600（1.5）	—	700	—	700	—
1～2（歳）	—	—	（3.0未満）	—	—	（3.5未満）	900	—	800	—
3～5（歳）	—	—	（4.0未満）	—	—	（4.5未満）	1,100	—	1,000	—
6～7（歳）	—	—	（5.0未満）	—	—	（5.5未満）	1,300	1,800以上	1,200	1,800以上
8～9（歳）	—	—	（5.5未満）	—	—	（6.0未満）	1,600	2,000以上	1,500	2,000以上
10～11（歳）	—	—	（6.5未満）	—	—	（7.0未満）	1,900	2,200以上	1,800	2,000以上
12～14（歳）	—	—	（8.0未満）	—	—	（7.0未満）	2,400	2,600以上	2,200	2,400以上
15～17（歳）	—	—	（8.0未満）	—	—	（7.0未満）	2,800	3,000以上	2,100	2,600以上
18～29（歳）	600（1.5）	—	（8.0未満）	600（1.5）	—	（7.0未満）	2,500	3,000以上	2,000	2,600以上
30～49（歳）	600（1.5）	—	（8.0未満）	600（1.5）	—	（7.0未満）	2,500	3,000以上	2,000	2,600以上
50～69（歳）	600（1.5）	—	（8.0未満）	600（1.5）	—	（7.0未満）	2,500	3,000以上	2,000	2,600以上
70以上（歳）	600（1.5）	—	（8.0未満）	600（1.5）	—	（7.0未満）	2,500	3,000以上	2,000	2,600以上
妊婦				—	—	—			2,000	—
授乳婦				—	—	—			2,200	—

年齢	カルシウム（mg/日）								マグネシウム（mg/日）							
	男性				女性				男性				女性			
	推定平均必要量	推奨量	目安量	耐容上限量	推定平均必要量	推奨量	目安量	耐容上限量	推定平均必要量	推奨量	目安量	耐容上限量[1]	推定平均必要量	推奨量	目安量	耐容上限量[1]
0～5（月）	—	—	200	—	—	—	200	—	—	—	20	—	—	—	20	—
6～11（月）	—	—	250	—	—	—	250	—	—	—	60	—	—	—	60	—
1～2（歳）	350	450	—	—	350	400	—	—	60	70	—	—	60	70	—	—
3～5（歳）	500	600	—	—	450	550	—	—	80	100	—	—	80	100	—	—
6～7（歳）	500	600	—	—	450	550	—	—	110	130	—	—	110	130	—	—
8～9（歳）	550	650	—	—	600	750	—	—	140	170	—	—	140	160	—	—
10～11（歳）	600	700	—	—	600	750	—	—	180	210	—	—	180	220	—	—
12～14（歳）	850	1,000	—	—	700	800	—	—	250	290	—	—	240	290	—	—
15～17（歳）	650	800	—	—	550	650	—	—	300	360	—	—	260	310	—	—
18～29（歳）	650	800	—	2,500	550	650	—	2,500	280	340	—	—	230	270	—	—
30～49（歳）	550	650	—	2,500	550	650	—	2,500	310	370	—	—	240	290	—	—
50～69（歳）	600	700	—	2,500	550	650	—	2,500	290	350	—	—	240	290	—	—
70以上（歳）	600	700	—	2,500	500	650	—	2,500	270	320	—	—	220	270	—	—
妊婦（付加量）					—	—	—	—					+30	+40	—	—
授乳婦（付加量）					—	—	—	—					—	—	—	—

[1] 通常の食品以外からの摂取量の耐容上限量は，成人の場合 350 mg/日，小児では 5 mg/kg 体重/日とする．それ以外の通常の食品からの摂取の場合，耐容上限量は設定しない．

年齢	リン（mg/日）				鉄（mg/日）[1]								
	男性		女性		男性				女性					
									月経なし		月経あり			
	目安量	耐容上限量	目安量	耐容上限量	推定平均必要量	推奨量	目安量	耐容上限量	推定平均必要量	推奨量	推定平均必要量	推奨量	目安量	耐容上限量
0～5（月）	120	—	120	—	—	—	0.5	—	—	—	—	—	0.5	—
6～11（月）	260	—	260	—	3.5	5.0	—	—	3.5	4.5	—	—	—	—
1～2（歳）	500	—	500	—	3.0	4.5	—	25	3.0	4.5	—	—	—	20
3～5（歳）	800	—	600	—	4.0	5.5	—	25	3.5	5.0	—	—	—	25
6～7（歳）	900	—	900	—	4.5	6.5	—	30	4.5	6.5	—	—	—	30
8～9（歳）	1,000	—	900	—	6.0	8.0	—	35	6.0	8.5	—	—	—	35
10～11（歳）	1,100	—	1,000	—	7.0	10.0	—	35	7.0	10.0	10.0	14.0	—	35
12～14（歳）	1,200	—	1,100	—	8.5	11.5	—	50	7.0	10.0	10.0	14.0	—	50
15～17（歳）	1,200	—	900	—	8.0	9.5	—	50	5.5	7.0	8.5	10.5	—	40
18～29（歳）	1,000	3,000	800	3,000	6.0	7.0	—	50	5.0	6.0	8.5	10.5	—	40
30～49（歳）	1,000	3,000	800	3,000	6.5	7.5	—	55	5.5	6.5	9.0	10.5	—	40
50～69（歳）	1,000	3,000	800	3,000	6.0	7.5	—	50	5.5	6.5	9.0	10.5	—	40
70以上（歳）	1,000	3,000	800	3,000	6.0	7.0	—	50	5.0	6.0	—	—	—	40
妊婦 初期			800	—					+2.0[2]	+2.5[2]	—	—	—	—
中期・後期			800	—					+12.5[2]	+15.0[2]	—	—	—	—
授乳婦			800	—					+2.0[2]	+2.5[2]	—	—	—	—

[1] 過多月経（経血量が 80 mL/回以上）の人を除外して策定した．
[2] 付加量．

年齢	亜鉛（mg/日）								銅（mg/日）								マンガン（mg/日）			
	男性				女性				男性				女性				男性		女性	
	推定平均必要量	推奨量	目安量	耐容上限量	推定平均必要量	推奨量	目安量	耐容上限量	推定平均必要量	推奨量	目安量	耐容上限量	推定平均必要量	推奨量	目安量	耐容上限量	目安量	耐容上限量	目安量	耐容上限量
0〜5（月）	—	—	2	—	—	—	2	—	—	—	0.3	—	—	—	0.3	—	0.01	—	0.01	—
6〜11（月）	—	—	3	—	—	—	3	—	—	—	0.3	—	—	—	0.3	—	0.5	—	0.5	—
1〜2（歳）	3	3	—	—	3	3	—	—	0.2	0.3	—	—	0.2	0.3	—	—	1.5	—	1.5	—
3〜5（歳）	3	4	—	—	3	4	—	—	0.3	0.4	—	—	0.3	0.4	—	—	1.5	—	1.5	—
6〜7（歳）	4	5	—	—	4	5	—	—	0.4	0.5	—	—	0.4	0.5	—	—	2.0	—	2.0	—
8〜9（歳）	5	6	—	—	5	5	—	—	0.4	0.6	—	—	0.4	0.5	—	—	2.5	—	2.5	—
10〜11（歳）	6	7	—	—	6	7	—	—	0.5	0.7	—	—	0.5	0.7	—	—	3.0	—	3.0	—
12〜14（歳）	8	9	—	—	7	8	—	—	0.7	0.8	—	—	0.6	0.8	—	—	4.0	—	4.0	—
15〜17（歳）	9	10	—	—	6	8	—	—	0.8	1.0	—	—	0.6	0.8	—	—	4.5	—	3.5	—
18〜29（歳）	8	10	—	40	6	8	—	35	0.7	0.9	—	10	0.6	0.8	—	10	4.0	11	3.5	11
30〜49（歳）	8	10	—	45	6	8	—	35	0.7	1.0	—	10	0.6	0.8	—	10	4.0	11	3.5	11
50〜69（歳）	8	10	—	45	6	8	—	35	0.7	0.9	—	10	0.6	0.8	—	10	4.0	11	3.5	11
70以上（歳）	8	9	—	40	6	7	—	35	0.7	0.9	—	10	0.6	0.7	—	10	4.0	11	3.5	11
妊婦					+1[1]	+2[1]	—	—					+0.1[1]	+0.1[1]	—	—			3.5	—
授乳婦					+3[1]	+3[1]	—	—					+0.5[1]	+0.5[1]	—	—			3.5	—

[1]付加量.

年齢	ヨウ素（μg/日）								セレン（μg/日）							
	男性				女性				男性				女性			
	推定平均必要量	推奨量	目安量	耐容上限量	推定平均必要量	推奨量	目安量	耐容上限量	推定平均必要量	推奨量	目安量	耐容上限量	推定平均必要量	推奨量	目安量	耐容上限量
0〜5（月）	—	—	100	250	—	—	100	250	—	—	15	—	—	—	15	—
6〜11（月）	—	—	130	250	—	—	130	250	—	—	15	—	—	—	15	—
1〜2（歳）	35	50	—	250	35	50	—	250	10	10	—	80	10	10	—	70
3〜5（歳）	45	60	—	350	45	60	—	350	10	15	—	110	10	10	—	110
6〜7（歳）	55	75	—	500	55	75	—	500	15	15	—	150	15	15	—	150
8〜9（歳）	65	90	—	500	65	90	—	500	15	20	—	190	15	20	—	180
10〜11（歳）	80	110	—	500	80	110	—	500	20	25	—	240	20	25	—	240
12〜14（歳）	100	140	—	1,200	100	140	—	1,200	25	30	—	330	25	30	—	320
15〜17（歳）	100	140	—	2,000	100	140	—	2,000	30	35	—	400	20	25	—	350
18〜29（歳）	95	130	—	3,000	95	130	—	3,000	25	30	—	420	20	25	—	330
30〜49（歳）	95	130	—	3,000	95	130	—	3,000	25	30	—	460	20	25	—	350
50〜69（歳）	95	130	—	3,000	95	130	—	3,000	25	30	—	440	20	25	—	350
70以上（歳）	95	130	—	3,000	95	130	—	3,000	25	30	—	400	20	25	—	330
妊婦（付加量）					+75	+110	—	—[1]					+5	+5	—	—
授乳婦（付加量）					+100	+140	—	—					+15	+20	—	—

[1]妊婦の耐容上限量は2,000μg/日とする.

年齢	クロム（μg/日）		モリブデン（μg/日）						
	男性	女性	男性				女性		
	目安量	目安量	推定平均必要量	推奨量	目安量	耐容上限量	推定平均必要量	推奨量	目安量	耐容上限量
0〜5（月）	0.8	0.8	—	—	2	—	—	—	2	—
6〜11（月）	1.0	1.0	—	—	10	—	—	—	10	—
1〜2（歳）	—	—								
3〜5（歳）	—	—								
6〜7（歳）	—	—								
8〜9（歳）	—	—								
10〜11（歳）	—	—								
12〜14（歳）	—	—								
15〜17（歳）	—	—								
18〜29（歳）	10	10	20	25	—	550	20	20	—	450
30〜49（歳）	10	10	25	30	—	550	20	25	—	450
50〜69（歳）	10	10	20	25	—	550	20	25	—	450
70以上（歳）	10	10	20	25	—	550	20	20	—	450
妊婦		10					—	—	—	—
授乳婦		10					+3[1]	+3[1]	—	—

[1]付加量.

（2）食品構成表

食品分類		摂取量 (g)	エネルギー (kcal)	たんぱく質 (g)	脂質 (g)	炭水化物 (g)	カルシウム (mg)	鉄 (mg)	ビタミン レチノール当量 (μg)	ビタミン B₁ (mg)	ビタミン B₂ (mg)	ビタミン C (mg)	食物繊維 (g)	食塩相当量 (g)
穀類	穀類		0	0.0	0.0	0.0	0	0.0	0	0.00	0.00	0	0.0	0.0
	米類	68	243	4.1	0.6	52.5	3	0.5	0	0.05	0.01	0	0.3	0.0
	小麦類	46	118	3.4	0.8	23.3	7	0.3	0	0.04	0.01	0	1.0	0.5
	その他の穀類		0	0.0	0.0	0.0	0	0.0	0	0.00	0.00	0	0.0	0.0
いも類	いも類	25	25	0.3	0.0	6.0	5	0.1	0	0.02	0.01	6	0.4	0.0
	じゃがいも		0	0.0	0.0	0.0	0	0.0	0	0.00	0.00	0	0.0	0.0
	その他のいも類		0	0.0	0.0	0.0	0	0.0	0	0.00	0.00	0	0.0	0.0
砂糖類		7	26	0.0	0.0	6.7	0	0.0	0	0.00	0.00	0	0.0	0.0
油脂類		8	64	0.2	6.9	0.2	11	0.1	4	0.01	0.00	0	0.1	0.0
豆類	豆類	30	45	2.5	1.2	6.0	24	0.4	0	0.01	0.01	0	1.1	0.2
	大豆		0	0.0	0.0	0.0	0	0.0	0	0.00	0.00	0	0.0	0.0
	大豆製品		0	0.0	0.0	0.0	0	0.0	0	0.00	0.00	0	0.0	0.0
	その他の豆類		0	0.0	0.0	0.0	0	0.0	0	0.00	0.00	0	0.0	0.0
魚介類	魚介類	25	33	4.9	1.0	0.8	20	0.2	12	0.02	0.02	0	0.0	0.5
	生物		0	0.0	0.0	0.0	0	0.0	0	0.00	0.00	0	0.0	0.0
	干物		0	0.0	0.0	0.0	0	0.0	0	0.00	0.00	0	0.0	0.0
	加工品		0	0.0	0.0	0.0	0	0.0	0	0.00	0.00	0	0.0	0.0
肉類	肉類	25	61	5.2	4.3	0.1	2	0.2	2	0.11	0.04	5	0.0	0.3
	精肉		0	0.0	0.0	0.0	0	0.0	0	0.00	0.00	0	0.0	0.0
	加工品		0	0.0	0.0	0.0	0	0.0	0	0.00	0.00	0	0.0	0.0
卵類		11	17	1.4	1.1	0.0	6	0.2	17	0.01	0.05	0	0.0	0.0
乳類	乳類	25	27	1.1	1.7	1.6	35	0.0	12	0.01	0.04	0	0.0	0.1
	乳		0	0.0	0.0	0.0	0	0.0	0	0.00	0.00	0	0.0	0.0
	乳製品		0	0.0	0.0	0.0	0	0.0	0	0.00	0.00	0	0.0	0.0
緑黄色野菜		50	16	0.7	0.0	3.5	19	0.3	182	0.03	0.03	13	1.3	0.0
その他の野菜類		80	23	0.9	0.0	5.4	17	0.1	7	0.01	0.02	7	1.7	0.0
果実類		30	18	0.1	0.1	4.3	4	0.0	4	0.01	0.00	6	0.3	0.0
藻類		3	3	0.4	0.1	1.0	20	0.3	9	0.00	0.01	0	0.8	0.4
野菜漬物類		4	2	0.0	0.0	0.5	1	0.0	0	0.00	0.00	0	0.1	0.0
合計			721	25.2	17.8	111.9	174	2.7	249	0.33	0.25	37	7.1	2.0
給与栄養目標量			720	25.2	17.6	108.0	244	3.9	262	0.41	0.45	38	6.8	2.6
充足率（%）			100.1	100.0	101.1	103.6	71.3	69.2	95.0	80.5	55.6	97.4	104.4	76.9

		たんぱく質エネルギー比	14.0
		脂肪エネルギー比	22.2
		炭水化物エネルギー比	62.1
穀類のエネルギー	361 kcal	穀類エネルギー比	50.1
動物性のたんぱく質	12.6 g	動物性たんぱく質比	50.0

単位：パーセント

（3）食品群別荷重平均成分表

（本学の実習実績に基づき，五訂増補日本食品標準成分表を用いて算出した値）

食品分類		エネルギー (kcal)	たんぱく質 (g)	脂質 (g)	炭水化物 (g)	カルシウム (mg)	鉄 (mg)	ビタミン レチノール当量 (μg)	B_1 (mg)	B_2 (mg)	C (mg)	食物繊維 (g)	食塩相当量 (g)
穀類	穀類	308	6.8	1.3	64.0	10	0.7	0	0.08	0.01	0	1.1	0.6
	米類	357	6.1	0.9	77.2	5	0.8	0	0.08	0.02	0	0.5	0
	小麦類	257	7.4	1.7	50.6	16	0.7	0	0.08	0.02	0	2.1	1.1
	その他の穀類	0	0	0	0	0	0	0	0	0	0	0	0
いも類	いも類	100	1.2	0.1	23.8	18	0.3	0	0.08	0.02	23	1.6	0
	じゃがいも	76	1.6	0.1	17.6	3	0.4	0	0.09	0.03	35	1.3	0
	こんにゃく	5	0.1	0	2.4	47	0.5	0	0	0	0	2.3	0
	その他のいも類	160	1.1	0.1	38.7	28	0.7	1	0.07	0.01	14	1.8	0
砂糖類		373	0	0	96.4	2	0	0	0	0	1	0.1	0
油脂類		801	2.4	85.8	2.9	138	1.1	48	0.11	0.03	0	1.2	0.6
豆類	豆類	151	8.3	4.1	20.1	79	1.3	0	0.03	0.03	0	3.6	0.7
	大豆	140	12.9	6.7	7.7	100	1.8	0	0.01	0.02	0	6.8	0.5
	大豆製品	94	7.7	5.5	3.7	127	1.4	0	0.05	0.03	0	0.8	1.2
	その他の豆類	218	4.4	0.4	49.2	13	1.3	0	0.02	0.04	0	3.4	0.2
魚介類	魚介類	130	19.6	4.0	3.2	81	0.6	47	0.06	0.09	0	0	2.1
	生物	172	19.8	9.3	0.2	19	0.7	14	0.09	0.19	0	0	0.4
	干物	130	26.9	1.7	0.3	197	1.0	130	0.14	0.05	0	0	3.8
	加工品	93	12.0	0.9	9.2	25	0.3	0	0	0.01	0	0	2.4
肉類	肉類	245	20.9	17.1	0.4	7	0.6	9	0.42	0.15	21	0	1.0
	精肉	228	18.2	16.0	0	4	0.9	20	0.36	0.17	1	0	0
	加工品	259	23.8	18.0	1.0	10	0.5	1	0.51	0.11	41	0	2.3
卵類		151	12.3	10.3	0.3	51	1.8	150	0.06	0.43	0	0	0.4
乳類	乳類	107	4.5	6.9	6.5	139	0	47	0.03	0.15	1	0	0.2
	乳	67	3.3	3.8	4.8	110	0	38	0.04	0.15	1	0	0.1
	乳製品	146	5.9	9.8	7.8	168	0	53	0.04	0.16	1	0	0.4
緑黄色野菜		31	1.4	0	7.0	38	0.5	364	0.05	0.06	25	2.5	0
その他の野菜類		29	1.1	0	6.8	21	0.1	9	0.01	0.02	9	2.1	0
果実類		59	0.4	0.2	14.4	12	0.1	13	0.03	0	21	0.9	0
藻類		106	13.5	2.7	33.7	652	10.8	296	0.14	0.31	8	27.7	14.2
野菜漬物類		51	0.2	0.3	12.5	36	0.5	0	0	0	0	2.0	0

（4）食品分類表

(本学の実習実績に基づく)

食品分類		内容および割合（%）
穀類	米類	精白米(96.0), ビーフン(2.1), 白玉粉(1.9)
	小麦類	ゆでうどん(36.5), 干しうどん(19.0), マカロニ(13.0), 薄力粉(10.5), コッペパン(8.9), パン粉(7.7), ぎょうざの皮(4.4)
いも類	じゃがいも	じゃがいも(100.0)
	こんにゃく	板こんにゃく(87.5), しらたき(12.5)
	その他のいも類	さつまいも(41.5), かたくり粉(19.1), さといも(18.9), 冷凍さといも(14.4), はるさめ(6.0), コーンスターチ(0.1)
砂糖類		砂糖(90.4), いちごジャム(7.7), 黒砂糖(1.2), はちみつ(0.7)
油脂類		サラダ油(49.4), ごま(11.3), マヨネーズ(9.3), バター(8.4), ドレッシング(7.3), ごま油(6.1), マーガリン(4.1), オリーブ油(3.9), ラー油(0.2)
豆類	大豆	大豆・水煮(100.0)
	大豆製品	木綿豆腐(77.8), 赤みそ(8.8), 生揚げ(5.8), 豆乳(2.8), 油揚げ(2.4), 絹ごし豆腐(1.2), 白みそ(1.2)
	その他の豆類	あずき・ゆで・缶詰(100.0)
魚介類	生物	さば(28.8), さけ(25.5), さんま(19.3), いか(12.4), たら(12.1), 小えび(1.9)
	干物	しらす干し(97.0), かつお節(3.0)
	加工品	かまぼこ(100.0)
肉類	精肉	にわとり・もも肉(28.1), ぶた・ひき肉(23.0), ぶた・もも肉(14.0), ぶた・ばら肉(10.7), にわとり・ひき肉(6.1), うし・もも肉(5.1), うし・ひき肉(4.8), うし・ばら肉(3.5), うし・すじ肉(2.7), にわとり・むね肉(1.9)
	加工品	ロースハム(66.1), ベーコン(22.5), ゼラチン(11.4)
卵類		卵(100.0)
乳類	乳	普通牛乳(100.0)
	乳製品	ヨーグルト(63.8), ラクトアイス(18.7), プロセスチーズ(10.0), 生クリーム(5.1), ホイップクリーム(1.8), パルメザンチーズ(0.6)
緑黄色野菜		にんじん(30.3), トマト(13.8), ほうれんそう(12.2), ブロッコリー(7.4), かぼちゃ・冷凍(6.5), かぼちゃ(5.8), ほうれんそう・冷凍(4.5), ピーマン(4.2), こねぎ(3.4), ブロッコリー・冷凍(1.9), みつば(1.6), 葉ねぎ(1.4), さやいんげん・冷凍(1.2), かいわれだいこん(1.0), だいこん・葉(0.9), さやいんげん(0.8), ミニトマト(0.7), チンゲンサイ(0.6), さやえんどう・冷凍(0.5), サラダな(0.5), あさつき(0.3), パセリ(0.2), ししとうがらし(0.2), しそ(0.1)
その他の野菜類		たまねぎ(19.8), だいこん(14.9), きゅうり(12.7), もやし(7.9), はくさい(7.1), たけのこ・ゆで(5.4), キャベツ(5.1), 根深ねぎ(4.0), えのきたけ(2.8), なす(2.7), ごぼう(2.7), レタス(2.5), れんこん(2.1), スイートコーン缶・ホール(2.0), しょうが(1.4), しめじ(1.2), スイートコーン・冷凍(1.2), スイートコーン缶・クリーム(0.8), 乾しいたけ(0.7), にんにく(0.6), ごぼう・冷凍(0.6), セロリー(0.5), なめこ・水煮(0.4), グリンピース・冷凍(0.3), 切干しだいこん(0.2), きくらげ(0.2), マッシュルーム(0.2) 等
果実類		みかん・果肉・缶詰(21.2), りんご(18.0), パインアップル・果肉・缶詰(14.3), キウイフルーツ(8.1), バレンシアオレンジ・濃縮還元ジュース(7.2), グレープフルーツ・濃縮還元ジュース(6.0), みかん(5.7), 白桃・果肉・缶詰(4.8), オレンジ(3.1), りんごジュース・濃縮還元(3.0), なし(2.9), ぶどう・濃縮還元ジュース(2.2), レモン(1.3), ココナッツミルク(1.0), レモン・果汁(0.6), バナナ(0.6)
藻類		わかめ・乾燥(56.6), 寒天(25.0), ひじき(12.1), 焼きのり(4.8), こんぶ(1.5)
野菜漬物類		しょうが・酢漬(100.0)

別表　緑黄色野菜

(厚生労働省健康局総務課生活習慣病対策室, 2001.6.28)

あさつき	〔だいこん類〕	〔ねぎ類〕
あしたば	かいわれだいこん	葉ねぎ
アスパラガス	葉だいこん	こねぎ
いんげんまめ（さやいんげん）	だいこん（葉）	のざわな
エンダイブ	〔たいさい類〕	のびる
〔えんどう類〕	つまみな	パクチョイ
トウミョウ	たいさい	バジル
さやえんどう	たかな	パセリ
おおさかしろな	たらのめ	〔ピーマン類〕
おかひじき	チンゲンサイ	青ピーマン
オクラ	つくし	赤ピーマン
かぶ（葉）	つるな	トマト
〔かぼちゃ類〕	つるむらさき	ひのな
日本かぼちゃ	とうがらし（葉, 実）	ひろしまな
西洋かぼちゃ	〔トマト類〕	ふだんそう
からしな	トマト	ブロッコリー
ぎょうじゃにんにく	ミニトマト	ほうれんそう
きょうな	とんぶり	みずかけな
キンサイ	ながさきはくさい	〔みつば類〕
クレソン	なずな	切りみつば
ケール	〔なばな類〕	根みつば
こごみ	和種なばな	糸みつば
こまつな	洋種なばな	めキャベツ
さんとうさい	〔にら類〕	めたで
ししとうがらし	にら	モロヘイヤ
しそ（葉, 実）	花にら	ようさい
じゅうろくささげ	〔にんじん類〕	よめな
しゅんぎく	葉にんじん	よもぎ
すぐきな	にんじん	リーキ
せり	きんとき	〔レタス類〕
タアサイ	ミニキャロット	サラダな
	茎にんにく	リーフレタス
		サニーレタス
		ロケットサラダ
		わけぎ

注）食品群別順

従来「緑黄色野菜」として分類されているものに，「五訂成分表」において可食部 100 g 当たりカロテン含量 600 μg 以上のものを追加したもの．

なお，食品名は五訂成分表に統一した．

3 献立作成

(1) 供食形態

1．単一メニュー
　1種類の定食で，基本構成は主食，汁物，主菜，副菜，（デザート）．

2．選択メニュー
　定食（A，Bなどで複数）のほか，丼物，麺類などのメニューから選択させる．定食はコスト面を考慮し，少なくとも主菜を魚または肉料理，あるいは揚げ物または炒め物など，食材や調理法を変えるなどして対応する．
　定食Aは栄養基準量に合致したもので栄養報告書の対象となるが，定食Bは定食Aの栄養基準量の±10％以内で調整することが原則である．意図的にエネルギー量を制限するなどのヘルシーメニューにあってはこれに準じない場合もあるので，その旨を明示する．

(2) 献立の基本構成

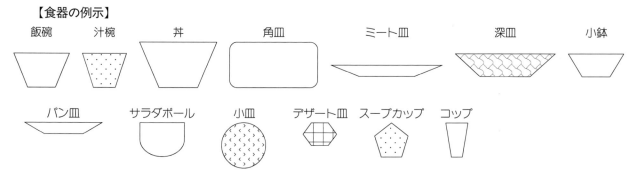

パターン		献立例	使用食器例
基本形	1	（主食＋主菜＋副菜1＋副菜2＋汁＋デザート） a ①ご飯 ②照焼き ③野菜炒め ④お浸し ⑤清し汁 ⑥デザート b ①ご飯 ②から揚げ ③野菜の煮付 ④和え物 ⑤味噌汁 ⑥デザート	<1-a>
応用	1	（主食＋主菜＋副菜＋汁＋デザート） a ①ご飯 ②筑前煮 ③　　 ④和え物 ⑤味噌汁 ⑥デザート （主食＋主菜＋副菜＋デザート） b ①パン ②シチュー ③　　 ④サラダ ⑤　　 ⑥デザート	<1-b>
応用	2	（主食＋副菜1＋副菜2＋汁＋デザート） a ①親子丼 ②　　 ③酢の物 ④キンピラ ⑤味噌汁 ⑥デザート b ①ピラフ ②　　 ③サラダ ④ビンズ ⑤スープ ⑥デザート	<2-a>
応用	3	（主食＋副菜＋汁＋デザート） a ①中華飯 ②　　 ③拌三絲 ④　　 ⑤黄花湯 ⑥デザート （主食＋副菜＋デザート） b ①カレーライス ②　　 ③サラダ ④　　 ⑤　　 ⑥デザート	<3-a>

使用食器

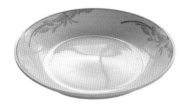
クープ皿

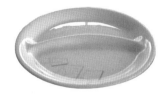
仕切り皿

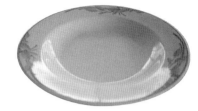
スープ皿

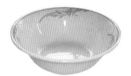
サラダボール

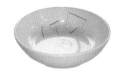
小皿

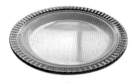
パン皿

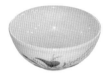
汁椀

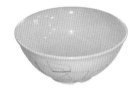
飯碗

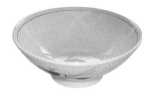
めん丼

スープカップ

湯呑

Ⅰ．計　画

（3）献立作成時の留意点

① 給与栄養基準量を満たすこと
② 予算を意識すること
　a．価格調査
　　　市場での価格調査は，予算化された給食にとって，予定献立作成時や業者の納入価格を確認するうえでも重要である．とくに生鮮食品は価格変動が大きいので，業者からの情報や新聞などを毎日注視する．また，当番直前の学生による居住地近辺の調査価格も参考にする．
　b．価格一覧表の作成
　　　備蓄食品は，施設で使用する商品の規格，梱包数，納入単位当たりの重量と価格，kg 当たりの単価などのデータを一覧表にしてパソコンに取り込んでおき，一定期間ごとに更新する．
　　　生鮮食品は，kg 当たりの単価を同様にパソコンに取り込み，購入日ごとに更新する．これらのデータを予定献立作成時にリンクさせて使用する．
　　　また，取引業者には，価格の高騰している食材があれば，必ず連絡させて食材を変更するなどの措置がとれるよう，契約時に確認を取っておく．
③ 使用食材や調理法が衛生的であること
④ 一定時間内（2時間程度）に調理が可能なこと
⑤ 使用機器や作業者の調理能力を考慮すること
⑥ 使用食器に見合う内容であること
⑦ 調味や調理法に変化をつけること
⑧ 旬の食材などを用いて季節感を出すこと
⑨ 色彩に留意すること
⑩ 喫食者の嗜好を考慮すること

（4）食品重量の目安

食品名	目安量	重量(g)	食品名	目安量	重量(g)	食品名	目安量	重量(g)
精白米	200ccカップ1杯	160	いわし	15cm1尾	40	しょうが	小1個	15
米　飯	炊きあがり	2.3～2.5倍	丸干し	中1尾	20	小かぶ	小1個	25
干しめん	1人分	100～120	煮干し	1匹	2	ごぼう	中1本	200
中華めん	1玉	160	うなぎ	正身	100	きゅうり	1本	60～100
干しうどん	1把	375	切身魚	1切	70～80	ピーマン	中1個	25
生うどん	1玉	300～400	刺　身	1皿	100	なす	1個	60～80
サンドイッチ用食パン	0.8cm厚さ 1枚	30	さけ	1切	60～70	れんこん	中1節	200
食パン	1斤	400	さんま	小1尾	110～130	わらび	1本	10
コッペパン	1個	140	焼板	1枚	150	干しわらび	1本	1～2
パン粉	大さじ	4	かまぼこ(小)	1枚	280	梅干し	中1個	10
〃	1L	200	しらす干し	カップ1	70	みかん	中1個	100
干しそうめん	小1束	40	するめ	小1枚	40	夏みかん	1個	350
焼きそば	中皿1杯	100～130	竹輪	1本	100	びわ	中1個	50～70
小麦粉	大さじ1	8	はんぺん	中1枚	50	ゆず	中1個	50
〃	小さじ1	3	たらこ	1腹	80	レモン	中1個	100
〃	1L	370	さつま揚げ	中1枚	40	トマト	大1個	200
白玉粉	大さじ1	10	あさり	むき身1個	3	もも	1個	200
〃	カップ1	120	殻付あさり	カップ1	150	さくらんぼ	1個	5
花ふ	1人分3個	2	かき	中1個	10	りんご	中1個	200
ごま	大さじ1	9	しじみ	むき身1個	0.5～1	バナナ	1本	100
〃	小さじ1	3	いか	大1尾	250～300	ぶどう	1粒	2
くり	中1個	10	大正えび	1尾	50～60	巨峰	1粒	10
こんにゃく	1枚	250～300	しばえび	1尾	7～8	かき	1個	200～250
糸こんにゃく	1玉	200	牛肉	大1切	100	干しがき	1個	30～40
さつまいも	中1個	200～250	ハム	1枚	10～20	いちご	大1粒	10
じゃがいも	中1個	70～80	ベーコン	1枚	20	すいか	中1個	3kg
さといも	大1個	50	ウインナー	1本	15	まつたけ	生1本	30
〃	小1個	25	鶏卵	中1個	50	しいたけ	生1個	10
やつがしら	中1個	350～400	卵黄	中1個	17	乾しいたけ	1枚	2
やまのいも	中1個	300	卵白	〃	28	かんぴょう	1本	2
かたくり粉	大さじ1	9	うずら卵	1個	12	こんぶ	中3cm	1
〃	小さじ1	3	牛乳	1本	180, 200	とろろこんぶ	大さじ1	2
〃	1L	720	スキムミルク	大さじ1	4	わかめ	10cm	2
食用油	大さじ1	13	チーズ	1cm角	10	ひじき	大さじ1	3
〃	小さじ1	4	ヨーグルト	1本	100	寒天	1本	7～10
〃	1L	900	アイスクリーム	1人分	50～70	しょうゆ	大さじ1	18
バター	大さじ1	13	キャベツ	中葉1枚	60	みりん	小さじ1	6
〃	大さじ1	4	ほうれんそう	1束	450～650	ソース	1L	1.12kg
納豆	1個	100	はくさい	大葉1枚	100	酢	大さじ1	15
みそ	大さじ1	18	ねぎ	1本	60	酒	小さじ1	5
〃	小さじ1	6	サラダな	1枚	10～15	塩	1L	1.0kg
豆腐	1丁	300～400	セロリー	中1本	50	こしょう	小さじ1	2
焼き豆腐	1丁	200	さやえんどう	1サヤ	1～2	カレー粉	大さじ1	7
油揚げ	小1枚	10	えだまめ	1サヤ	2～3	マスタード	カップ1	90
がんもどき	1枚	50～60	さやいんげん	1サヤ	2～4	コーヒー	小さじ1	2
生揚げ	1枚	150	にんじん	1本	50～100	ココア	大さじ1	6
凍り豆腐	1個	10～20	三寸にんじん	1個	100		カップ1	70
あじ	小1尾	80	かぼちゃ	中1個	1kg	白砂糖	大さじ1	11
〃	中1尾	130	だいこん	1本	1kg	〃	小さじ1	4
干しあじ	1枚	60	たまねぎ	中1個	200	〃	1L	600
			ふき	大1本葉なし	60	角砂糖	1個	5

参考　凍り豆腐　……水でもどして5～6倍
　　　　かんぴょう……水でもどして8～10倍
　　　　乾しいたけ……水でもどして4～5倍

（文献6）より）

（5）適正調味料割合

ご飯物の種類と調味料の割合

（材料の重量に対する％）

	種類	入れる材料	塩	備考
塩ご飯	青豆ご飯	えんどう，そらまめ（25～35％）	米の0.8～1.2％	あとでごま塩を使用する時は1％
	小豆飯	あずき（10～20％）	〃	
	栗飯	むき栗	〃	
	芋飯	さつまいも	〃	
	菜飯	だいこん（10％）	〃	

	種類	入れる材料	重量	しょうゆ	塩	酒
醤油ご飯	さくら飯			米の0.7％	米の0.1％	
	たけのこ飯	ゆでたけのこ	米の40～50％	5％		米の6～7％
	松たけ飯	まつたけ	30％	〃		〃
	かき飯	むきかき	40％	〃		〃
	鶏飯	鶏肉	30％	〃		〃
	五目飯	にんじん，ごぼう，こんにゃく，油揚げ	30～40％	〃		〃

入れる材料を下煮する調味料は別である．
しょうゆと塩を使う場合は，さくら飯と同じ．

	種類	酢	塩	砂糖
すしご飯	炊き込み	米の11％	米の1％	米の4％
	かけ酢	米の10％	〃	米の3％

	種類	入れる材料	重量	塩	油	備考
その他	炊き込みチキンライス	たまねぎ，鶏肉およびひき肉，ハム，グリンピース	米の40～50％	米の1.9％	米の3～4％	炊き込む場合，ケチャップは米の重量の10～20％
	炒飯	たまねぎ，しいたけ，たけのこ，豚肉，ハム，卵	30～40％	1％	米の7～8％	

【例】青豆ご飯
- 精白米　100g
- 水　　　130g
- えんどう　30g
  （米の30％）
- 塩　　　0.8g
  （米の0.8％）
- 塩分　0.6％

汁物の種類と調味料の割合

（水量に対する％）

種類	塩	しょうゆ	その他	おもな汁の実
清し汁	0.5	0.3	汁の実は20～30％	野菜，練り製品，鶏肉など
みそ汁			みそ（甘11％，辛6％）汁の実40～50％	野菜，大豆加工品，海草，きのこなど
かす汁			酒かす10％，甘みそ10％	こんにゃく，豆腐など
けんちん汁	0.4	0.4	汁の実80％，油5％	野菜，大豆加工品
野菜汁	0.1	0.5	汁の実10％	〃
かき玉汁	0.5	0.3	でん粉1％，卵8～10％	〃
カレー汁	0.9		カレー粉1％，カレールウ3％，汁の実40～50％	野菜，肉など
汁の実の少ないシチュー	0.9		汁の実50～60％，シチュールウ3％	〃

【例】清し汁
- だし汁　150cc
- 塩　　　0.75g（だし汁の0.5％）
- しょうゆ　0.45g（だし汁の0.3％）
- 豆腐　30g ┐ 25g
- みつば　8g ┘
- 食塩相当量　0.82g
  - しょうゆの塩分15％は0.0675g ┐ 0.82
  - 食塩　　　　　　　　0.75g ┘
- 塩分はだし汁の0.6～1％がよい

つけ醬油, かけ汁の種類と調味料の割合

(材料の重量に対する％)

種類	しょうゆ	砂糖	みりん	だし汁	その他	材料
ごま醬油	6〜8	1			ごま10	切りごま, すりごま
しょうが醬油	6〜8				しょうが汁0.5	豆腐, 魚
からし醬油	6〜8				からし2	肉類
わさび醬油	6〜8				わさび2	刺身
割醬油	5	2	5	10		野菜
合わせ醬油	5			5		浸し物
砂糖醬油	5〜8	3〜5				もち, だんご
醬油あん	5〜6	1		75		豆腐, 野菜, 魚
甘酢あん	5	4		50		魚のから揚げ, 油炒め
天汁	6〜8	1.0		30		天つゆ
天丼汁	6〜8	1.5		15		種＋ご飯に対する％（かけ汁）
そば汁	6		6	25		そばのつけ汁（ゆでそば）
うどん汁	10		10	100	塩1	かけうどん（ゆでうどん）

【例】 ほうれんそうお浸し
- ほうれんそう　80 g
- しょうゆ　　　5.6 g
  （ほうれんそうの7％）
- 食塩相当量　　0.84 g
- 塩　分　　　　1.05％

あえ物の種類と調味料（あえ衣）の割合

(あえ種の重量に対する％)

種類	塩	しょうゆ	砂糖	酢	その他	材料
2杯酢		8		8		魚介類
〃　白く仕上げる	1〜1.5			8		
3杯酢		1	5	8		魚介類, 野菜類
〃　白く仕上げる	0.8〜1		3	8		
酢醬油		4〜8		8		肉類, 魚介類
ごま酢		10	5〜8	8	ごま5〜10	魚介類, 野菜類
甘酢	1		5〜8	8		魚介類, 野菜類
吉野酢	0.8〜1	1〜1.5		10	かたくり粉2	魚介類, 野菜類
黄身酢	1.5		5	10	かたくり粉1, 卵黄10	〃
うの花酢	0.8		7	8	うの花30	〃
みぞれ酢	0.8〜1	1	5	10	だいこんおろし30	〃
〃　白く仕上げる	1〜1.5		5	10		
ごまみそ			6		みそ20, ごま10	〃
しょうがみそ			4		みそ20, しょうが3〜5	魚介類, 野菜類
からしみそ			4		みそ20, からし3〜6	
酢みそ			10	10	みそ20	魚介類, ねぎ, わかめ
白あえ	1〜1.5		8		豆腐50, 白ごま15	野菜類
〃	1〜1.5		8		豆腐50＋白ごま15＋白みそ25	魚介類
おろしあえ	0.8〜1		8		だいこんおろし20	〃
うの花あえ	0.8〜1		8		うの花10	〃
からしあえ		5〜8	1		からし1	野菜類
ごまあえ		5〜8			ごま15, 白みそ2	〃
ピーナッツバターあえ	0.8〜1		8	8	ピーナッツバター13	〃
ドレッシングソース	0.8〜1			4	サラダ油6	肉類, 魚介類, 野菜類
マヨネーズソース					マヨネーズソース10	〃

【例】 むき貝の2杯酢
- むき貝　　　80 g
- 塩　　　　　1 g
  （むき貝の1％）
- 酢　　　　　6.4 g
  （むき貝の8％）
- 食塩相当量　1 g
- 塩　分　　　1.25％

4 メニュー管理

────（1）予定献立表の作成

　予定献立表は，献立計画を具体的に表したもので，1日（1回食では1食）ごとに料理名，食材料名，1人当たりの純使用量，栄養量，食材料費などを一定の様式で表記する．また，実施上の便宜をはかるために，廃棄率や発注量，調味重量パーセント，調理時のポイントなどの記入欄を設けるとよい．

　予定献立表の記入は次の要領で行う．

① 実施予定月日，曜日，朝・昼・夕などの食別

② 料理名…横書きで，主食 → 汁物 → 主菜 → 副菜 → デザート → 飲み物の順に記入する．

　　a．食品名…料理ごとに，調理手順に従って記入する．

　　　　　　　同一料理の中で別個に調理する場合は，カッコでくくってグループ分けする．

　　　　　　　水やだし汁に使用する削り節やスープの素なども明記する．

　　b．分　量…1人分純使用量を記入する．

　　　　　　　調味料は重量パーセントまたは少量でも数値を示す．

　作成した献立は，カードやパソコンでデータ化し，サイクルメニューへの活用も含めて合理化を図る．

料理カード

予定献立一覧

表 a

週間献立計画表

作成者氏名 _____

月日＼献立＼食	6月5日 月曜	6月6日 火曜	6月7日 水曜	6月8日 木曜	6月9日 金曜	メモ
	献立名	献立名	献立名	献立名	献立名	
昼食	五目おこわ			けんちんうどん		

↓

表 b

週間献立計画表

作成者氏名 _____

月日＼献立＼食	6月5日 月曜	6月6日 火曜	6月7日 水曜	6月8日 木曜	6月9日 金曜	メモ
	献立名	献立名	献立名	献立名	献立名	
昼食	五目おこわ 赤魚の卸し煮	米飯 ハンバーグ	米飯 千種たまご	けんちんうどん	米飯 酢豚	

↓

表 c

週間献立計画表

作成者氏名 _____

月日＼献立＼食	6月5日 月曜	6月6日 火曜	6月7日 水曜	6月8日 木曜	6月9日 金曜	メモ
	献立名	献立名	献立名	献立名	献立名	
昼食	五目おこわ 赤魚の卸し煮 わけぎのぬた	米飯 ハンバーグ 野菜サラダ	米飯 千種たまご 南瓜のいとこ煮	けんちんうどん 小鰺の 　南蛮漬け	米飯 酢豚 もやしの 　ザーサイ和え	

↓

表 d

週間献立計画表

作成者氏名 _____

月日＼献立＼食	6月5日 月曜	6月6日 火曜	6月7日 水曜	6月8日 木曜	6月9日 金曜	メモ
	献立名	献立名	献立名	献立名	献立名	
昼食	五目おこわ 赤魚の卸し煮 わけぎのぬた 吸い物	米飯 ハンバーグ 野菜サラダ コンソメスープ	米飯 千種たまご 南瓜のいとこ煮 味噌汁	けんちんうどん 小鰺の 　南蛮漬け 果物	米飯 酢豚 もやしの 　ザーサイ和え 中華スープ	

I．計画

（2）週間メニュー表

週間メニュー表
（5月19日～5月23日）

● **5月19日(月曜日)**
Aランチ：エネルギー792Kcal　蛋白27.6g　脂質25.6g
ご飯、かき玉汁、チンジャオロース、ナムル、杏仁豆腐
Bランチ：エネルギー792Kcal　蛋白27.6g　脂質25.6g
ご飯、かき玉汁、五目焼そば、ナムル、杏仁豆腐

● **5月20日(火曜日)**
Aランチ：エネルギー736Kcal　蛋白27.1g　脂質26.7g
ご飯、かき玉汁、鶏肉のピーナッツからめ、千切り野菜味噌マヨネーズ、お浸し、抹茶かん
Bランチ：エネルギー693Kcal　蛋白27.8g　脂質19.1g
ご飯、かき玉汁、魚の甘酢あん、千切り野菜味噌マヨネーズ、お浸し、抹茶かん

● **5月21日(水曜日)　行事食：アジア料理**
Aランチ：エネルギー 666Kcal　蛋白31.4g　脂質20.8g
アジアおこわ、亜汁～筍のとろみスープ、もやしのナムル、マンゴームース～インドネシアからの贈物
Bランチ：エネルギー 692Kcal　蛋白28.1g　脂質13.7g
アジあんかけ焼そば、亜汁～筍のトロミスープ、もやしのナムル、マンゴームース～インドネシアからの贈物

● **5月22日(木曜日)**
Aランチ：エネルギー759Kcal　蛋白24.1g　脂質22.7g
デミグラスのオムライス、コンソメスープ、ごぼうサラダ、グレープフルーツ
Bランチ：エネルギー803Kcal　蛋白29.6g　脂質24.9g
カレーソースのオムライス、コンソメスープ、ごぼうサラダ、グレープフルーツ

● **5月23日(金曜日)**
Aランチ：エネルギー777Kcal　蛋白26.2g　脂質24.3g
バターライス、ミネストローネスープ、タンドリーチキン、きのこのマリネ、ジャパン風ゼリー
Bランチ：エネルギー757Kcal　蛋白27.7g　脂質18.7g
ライス、ミネストローネスープ、カジキのレモンバターステーキ、きのこのマリネ、ジャパン風ゼリー

（3）行事食

行事食とは，季節の暦や各種のイベント，地域の行事などに合わせた料理のことである．

施設によってさまざまであるが，月に2回から少なくとも2か月に1度の頻度で行われている場合が多い．行事食を取り入れることは，そのときどきの催しに応じた祝いや労いの要素が大部分を占めるが，ときには地域の食文化を伝承するため，郷土料理を用いることもある．また各地の名産品を利用する場合もある．普段の食事とは違う食器を用いて配膳を行い，メッセージカードを添えてお祝いの気持ちを表したり，あるいは折り紙や装飾品などで季節感を出すなど，行事に合わせた雰囲気を出して行事をもてなしていく．また立食パーティー形式や模擬店式などの形式で行われる場合もあり，食を楽しむことに重点をおいて，コミュニケーションを深めるための手段としても用いられる．とくに幼児期や学童期においては偏食の是正も期待できるため，おおいに活用している施設もある．

年間行事

	暦・祝日	行事	その他
1月	正月，七草がゆ，鏡開き	成人式	
2月	節分，立春	バレンタインデー	受験シーズン
3月	ひな祭り，春分の日（春の彼岸）		卒業式
4月	花祭り，みどりの日	お花見	入学式，入社式
5月	子供の日	母の日	
6月		父の日	
7月	七夕，海の日		
8月	お盆		
9月	月見，敬老の日，秋分の日（秋の彼岸）		
10月	体育の日	運動会	
11月	文化の日，七五三，勤労感謝の日	収穫祭・紅葉狩	
12月	冬至，大みそか	クリスマス	

その他・・・誕生日，創立記念日，還暦の祝いなど

【行事食の実施例】

- 1月 ▶ 正月　　　　祝い膳［雑煮，おせち盛り合わせ（黒豆，伊達巻，柿なます，煮物ほか），フルーツ］
- 2月 ▶ 節分　　　　太巻き寿司，菜花のごま和え，炊き合わせ，フルーツ，節分豆
- 3月 ▶ ひな祭り　　ちらし寿司，かぶのそぼろ煮，お浸し，フルーツ，雛あられ
- 　 ▶ 春分の日　　おはぎ盛り合わせ，肉入りきんぴら，えんどうの和え物，みそ汁，フルーツ
- 4月 ▶ お花見　　　松花堂弁当［ご飯，魚の西京焼き，天ぷら，筑前煮，和え物，清し汁，フルーツ］
- 5月 ▶ 母の日　　　押し寿司，きすの天ぷら，ごま和え，清し汁，デザート
- 6月 ▶ 父の日　　　ご飯，焼肉の盛り合わせ，サラダ，デザート
- 7月 ▶ 七夕　　　　天ぷらそうめん，なすの煮びたし，即席漬け，デザート
- 9月 ▶ 敬老の日　　きのこご飯，小田巻き蒸し，焼き魚，酢みそあえ，かぼちゃ含め煮，フルーツ
- 10月 ▶ お祭り　　　五目稲荷，えびしんじょうの炊き合わせ，和え物，フルーツ
- 12月 ▶ クリスマス　ご飯，若鶏の照り焼き，シーフードサラダ，ポタージュスープ，デザート
- 　 ▶ 大みそか　　年越しそば，ゆずみそ田楽，ごま和え，フルーツ

5 実習室見取図と機器

(1) 給食管理実習室見取図

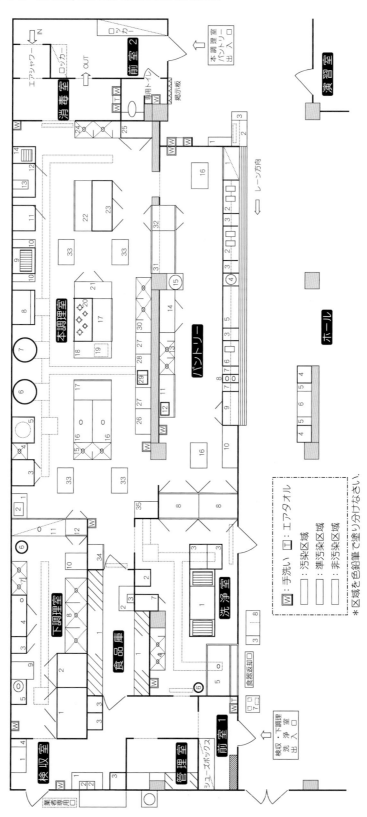

機器一覧表

区域	No	機器名	水道	ガス	電気 ○100V	フード
1. 検収室	1	移動式検収台				
	2	デジタル秤 60kg				
	3	保存食用冷凍庫			○	
	4	掃除用具ロッカー				
2. 食品庫	1	エレクターシェルフ				
	2	作業台				
	3	デジタル上皿自動秤 3kg				
3. 下調理室	1	冷凍冷蔵庫 6扉			3P 200V	
	2	冷凍冷蔵庫 4扉			3P 200V	
	3	包丁・まな板殺菌庫			○	
	4	テーブル型器具消毒保管庫			3P 200V	
	5	球根皮剝機(ピーラー)	○		3P 200V	
	6	ドラフト洗米機	○			
	7	2槽シンク	○			
	8	3槽シンク	○			
	9	片袖運搬車				
	10	移動台				
	11	パスボックス				
	12	パススルー冷蔵庫			○	
4. 本調理室	1	移動台				
	2	デジタル秤 150kg				
	3	器具消毒保管庫			3P 200V	
	4	1槽シンク	○			
	5	立体炊飯器	○	○	○	要
	6	電気回転釜	○		単 200V	要
	7	回転釜	○	○		要
	8	ティルティングパン	○	○	○	要
	9	中間加熱フライヤー			○	要
	10	作業台				
	11	コンビオーブン	○	○	○	要
	12	ブラストチラー			3P 200V	
	13	真空包装機			○	
	14	冷水チラー	○		○	
	15	2槽シンク	○			
	16	作業台				
	17	作業台(片面引違戸付)				
	18	作業台				
	19	製氷機	○		○	
	20	ガステーブル		○		要
	21	テーブル型冷凍冷蔵庫			○	
	22	作業台(片面引違戸付)				
	23	テーブル型冷蔵庫			○	
	24	水切台付2槽シンク	○			
	25	器具消毒保管庫			3P 200V	
	26	包丁・まな板殺菌庫			○	
	27	移動台				
	28	移動式スライサー置台				
	29	フードスライサー	○		○	
	30	水切台付2槽シンク	○			
	31	ホットストッカー	○		3P 200V	
	32	パススルー冷蔵庫			○	
	33	移動台				
	34	油保管庫(片面引違戸付)				
	35	掃除用具ロッカー				
5. パントリー	1	コールドケースユニット			○	
	2	ホットテーブル	○		3P 200V	
	3	サービステーブル				
	4	電磁調理器			3P 200V	
	5	ライス・スープサービステーブル			○	
	6	ホットテーブル	○		3P 200V	
	7	サービステーブル				
	8	卓上ウォーマー			○	
	9	テーブル型冷凍冷蔵庫			○	
	10	サービステーブル	○			
	11	作業台(片面引違戸付)				
	12	オーブンレンジ			○	
	13	水切台付2槽シンク	○			
	14	テーブル型器具消毒保管庫			3P 200V	
	15	ジャックスタック				
	16	移動台				
6. 洗浄室	1	フライトコンベアタイプ洗浄機	○		3P 200V	要ダクト
	2	ガスブースター	○	○	単 200V	
	3	移動台				
	4	水切台付2槽シンク	○			
	5	シャワーシンク	○		○	
	6	ダストカート				
	7	食器消毒保管庫(片面)			3P 200V	
	8	食器消毒保管庫(両面)			3P 200V	
7. ホール	1	サンプルケース				
	2	トレーディスペンサー				
	3	トレーディスペンサー				
	4	ティーサーバー			○	
	5	ディッシュディスペンサー				
	6	サービステーブル				
	7	トレーディスペンサー				
	8	トレーディスペンサー				
	9	ゴミ・小物返却カート				

I. 計画

（2）汚染作業区域・非汚染作業区域
　　　（準清潔作業区域・清潔作業区域）の区分

　実習室内は汚染作業区域と非汚染作業区域に区分されるが，非汚染作業区域はさらに準清潔作業区域と清潔作業区域に区分される．

　実習室内の清潔作業区域はパントリーのみで，準清潔作業区域は本調理室のみである．清潔作業区域と準清潔作業区域での担当者は前室2から出入りする．また，汚染作業区域は検収室，食品庫および下調理室，洗浄室が該当し，ここでの作業者は前室1から出入りし，非汚染作業区域への入室を禁ずる．各区域で使用するザルやボールなどの什器にはカラーマークを付けて区分し，不用意に混用しないことが重要である．

（3）機器能力一覧

区分	機器名称	形式	処理能力・用途等	寸法（mm） （間口W×奥行D×高さH）
下調理室	包丁・まな板殺菌庫	電気式	紫外線殺菌 （下調理用）包丁…10本 　　まな板（650×330）…4枚収納	500×500×1005
	ドラフト洗米機	水道水圧式	最大14kg/回　約3分	460×450×1085
	球根皮剥機	電動式	最大10kgの球根類…2分	1250×800×1025
	パススルー冷蔵庫	電気式	0～10℃	900×850×1890
	テーブル型器具消毒保管庫	電気式	80℃1時間以上	1500×600×850
本調理室	包丁・まな板殺菌庫	電気式	紫外線殺菌 （本調理用）包丁…30本 　　まな板（1015×410）…8枚収納	850×610×1360
	フードスライサー	電動式	切截寸法（mm） 1,2,3,5,6,8,10	426×560×535
	ブラストチラー	電気式	冷却性能 30℃→10℃　10分以内 30℃→20℃　20分以内	1200×880×800
	冷水チラー	電気式	冷塩水処理 　　　水温　　塩量　　濃度 鮮魚　−1.5℃　4.7kg　3.5wt% 精肉　0℃　　1.2kg　0.9wt%	572×1075×1350
	コンビオーブン	ガス式	熱風とスチームの組み合わせで多彩な調理が可能 棚10段	900×773×1600
	フライヤー	ガス式	油量…14.5L×2槽 油槽寸法…295×450×2槽 180℃まで15分	690×600×850
	立体炊飯器	ガス式	炊飯量…5～6kg×3段	790×690×1300
	回転釜	ガス式	内釜内径…850mm 入水量…80L	572×1075×1350
	電気回転釜	電気式	内釜内径…700mm 入水量…100L	1320×998×945
	ティルティングパン	ガス式	油量…最大40L，最小18L 　　最大容量70L 温度設定範囲…60～290℃	1240×905×880 鍋寸法…800×630×190
	ガステーブル	ガス式	ガス消費量　57,000kcal/h 6口	1500×750×850

区分	機器名称	形式	処理能力・用途等	寸法(mm) (間口 W×奥行 D×高さ H)
本調理室(つづき)	テーブル型 冷凍・冷蔵庫	電気式	冷蔵庫…142 L　−6〜12℃調節可 冷凍庫…142 L　−25〜7℃調節可	1200×750×850 1500×750×850
	テーブル型 冷蔵庫	電気式	551 L 　−5〜11℃調節可	1800×750×850
	自動真空包装機	電気式	最大袋寸法…300×450 mm シール有効長さ…310 mm 真空ポンプ排気速度…142(50 Hz)L/min	425×565×377
	パススルー 冷蔵庫	電気式	0〜10℃	900×850×1890
	ホット ストッカー	電気式	設定範囲…65〜90℃ 加湿可能	1200×800×1900 棚板6段
	器具消毒 保管庫	電気式	80℃1時間以上	975×950×1860 1360×950×1860
パントリー	コールドケース	電気式	小皿…128枚収納可能 サラダボール…72枚収納可能	1200×750×1600
	ホットテーブル	電気式	ホテルパン収納枚数　卓上…8枚 　　　　　　　　　引き出し…4枚	1200×750×850
	卓上ウォーマー	電気式	直径20 cmまでの容器を2個まで収納可能	350×550×260
	電磁調理器	電気式	直径39 cmまでの容器を加熱可能	450×600×450
	テーブル型器具 冷凍・冷蔵庫	電気式	冷蔵庫…142 L　−6〜12℃調節可 冷凍庫…142 L　−25〜7℃調節可	1200×750×850
	テーブル型器具 消毒保管庫	電気式	80℃1時間以上	1200×750×850 1500×600×850
洗浄室	食器洗浄機	電気式	洗浄温度…60〜70℃ すすぎ温度…85〜90℃	945×3219×1900
	食器/器具 消毒保管庫	電気式	80℃1時間以上	(食器)1360×950×1860 (器具)590×950×1860
ホール	ティーサーバー	電気式	お茶(温),お湯,冷水対応	450×480×1490

Ⅰ. 計画

（4）機器取扱マニュアル

下調理室・本調理室 ― 包丁・まな板殺菌庫 ―

| 特　徴 | 紫外線(波長 253.7 nm の殺菌線)ランプを照射することにより有害な微生物を死滅させる．本体内部の乾燥ファンでさらに殺菌効果を高める． |

| 性　能 | まな板収納数：4 枚(まな板寸法：最大 650×330×50 mm)
包丁収納数：10 本 |

| 使用方法 | <準　備>
包丁・まな板は洗浄後，きれいな乾いた布巾で水分をふき取っておく．
<操作方法>
① 包丁・まな板を重ならないように庫内に入れる．
② 扉を完全に閉める．
※扉が完全に閉まっていないと作動しない． |

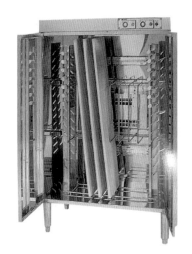

| その他，掃除方法など | <清掃方法>
乾いた布でふき取る．
汚れが落ちにくい場合には，中性洗剤でふいたあと，乾いた布で十分水気をふき取る． |

| 下調理室 | **ドラフト洗米機** |

| 特　徴 | 水圧式（水流で米をもみ洗いする）なので，米が砕けにくい． |

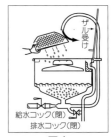
図1

| 性　能 | ・一度に最大14 kgまで洗浄可能
・適量は約10 kg
・洗米時間は2～3分/回 |

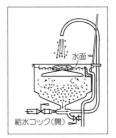
図2

| 使用方法 | <準　備>
・器具を洗浄する．
・排水コック（レバー）が閉まっているかを確認する．
・ふたを取り，給水コック（オレンジ）を開き，水槽内に水を1/3程度ためる．
　※水がたまらない場合は，排水コックが開いているので，排水管とコックが直角になるようにセットする．
<操作方法>
① 米入れ（図1）
　1）米を上部から槽内に入れる．
② 給水・洗米（図2）
　1）ふたをし，給水コックを開ける（水面が上がると自動的に洗米が始まる）．
　※水の勢いが強い時は水量が多いので，給水コックを少ししぼるとよい．また，水流が強すぎると米がオーバーフローし流出するので注意する．
　2）洗米する（3分間）．
③ 米受け（図3）
　1）洗米後，一度水を止める．
　2）ザル受けをおろし，米受け用ザルをのせる．
　3）再び給水コックを開く → 洗米管から米が放出され，ザルの上に洗米がたまる．
　4）洗米管の水が透明になったら，給水コックを閉める．
　　→ 槽内に残った米を完全に沈殿させる．
　5）給水コックを開け，米を完全に排出する．
④ 水切り・排水（図4）
　1）終了したら，給水コックを閉じて排水コックを開き，槽内の水を排出する．
　※作業の途中では排水コックは絶対開かないこと．米が排出されてしまう． |

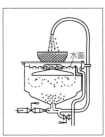
図3

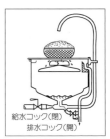
図4

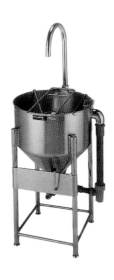

| その他，掃除方法など | <清掃方法>
① スポンジ・洗剤を使用し，内部を磨く．
② 乾いた布巾で水気を十分ふき取る． |

下調理室

球根皮剝機
（ピーラー）

特　徴	球根野菜の洗浄と皮むきを同時に短時間で行う．

性　能	1回5 kgを2分で行う．ただし，芽部は除去できないので包丁などを使用して取り除く．

使用方法	

＜準　備＞
・器具を洗浄する．
・注水口にホースを接続する．
・排出口のドアをロックする．
・ふたをかぶせロックする．

＜操作方法＞
① 水道の蛇口を開け，水を出す．
② 上部から球根野菜を入れ，ふたのカバーをし，電源を入れる．
　※回転盤が回ることにより，野菜が側面・回転盤にぶつかり合いながら，次第に皮むきと洗浄が行われる．
③ 皮むきが終了したら一度電源を切り，排出口にボールを受け，排出口のロックをはずす．
④ ボールをしっかり持ちながら，再び電源を入れ，出てきた球根野菜を受ける．
⑤ 残った芽部や，傷んでいる箇所を取り除く．
　🔔注意　ふたを開けたまま運転させないこと．また，運転中はふたを開けないこと．

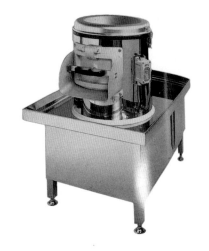

その他，掃除方法など	

＜清掃方法＞
① 部品はできるだけ取り外し，たわしやスポンジを使用しながら，ごみを取り除く．
② 排出口や排水口にたまったごみも取り除く．
③ 乾いた布巾で水気を十分ふき取る．
　※常圧または高圧の流水，または40℃くらいの温湯で洗浄する．
　　洗剤を使用した場合は，温湯で洗剤をよく洗い流す．

下調理室・本調理室

パススルー冷蔵庫

特　徴	庫内の温度を自動調節し，調理済みの食品を調理時の状態で保冷できる．

性　能	有効内容量：冷蔵　1,098 L

使用方法	＜初期運転＞ ① 電源コードのプラグをコンセントに差し込む． ② フロントパネルを開き，電源スイッチを ON にする． ③ 約3分後に圧縮機・凝縮ファンが作動する． 　💡注意 　　・食品で吹出口・吸込口をふさがないこと． 　　・冷蔵庫をマイナス設定にしたときは，野菜などの凍ってはいけないものは入れないこと． 　　・庫内にものを詰めすぎないこと． 　　・温かい食品は冷やしてから入庫すること．

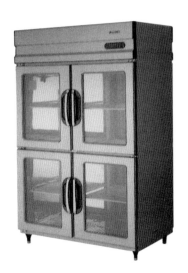

その他，掃除方法など	＜清掃方法＞ 汚れがひどい際には，逆性せっけんを使用してふき取る．

| 本調理室 | フードスライサー |

| 特　徴 | 葉菜類から球根類にいたる一般野菜，漬物，果実，魚肉などを指定した寸法に切截する． |

| 性　能 | 【例】キャベツ1 mm：230 kg/h，たくあん6 mm：850 kg/h，だいこんおろし：230 kg/h |

| 使用方法 | <準　備>

刃物の取りつけ方（取り外し方は逆操作を行う）
① カッターカバーを開ける．
② 刃物をキー溝に合わせてセットし，ボルトを閉める（左ねじ）．
③ 刃物を手で回し，刃と口金のすきまを確認する．
④ カッターカバーを閉める．
　※刃物の取り扱いは十分に注意すること．

ベルトの取りつけ方
① 着脱レバー（下）を操作し，下ベルトをはめる．
② 固定ピン（下）をコンベアフレームにはめる．
③ 着脱レバー（上）を操作し，フレームを少し持ち上げて上ベルトをはめる．
④ 固定ピン（上）をサイドフレームにはめる．
⑤ 押さえブラケットをノブボルトで固定する．
⑥ ガイド板Lを取りつけて，ノブボルトをしっかり締める．
⑦ 入口板を取りつけ，ノブボルトを締める．
⑧ 安全カバー（給水装置付）を面版にはめる．

<操作方法>
　※教員立ち会いのもとで操作を行う．
① 電源コードをコンセントに差し込む → 電源灯が点灯．
② 寸法指定スイッチを押す → 表示灯が点灯．
③ 運転スイッチを押す → 運転灯が点灯，作業開始．
④ 材料をコンベアにのせ切断する．
⑤ 作業が終了したら停止ボタンを押す → 運転灯消灯し，カッターとコンベアは停止．
　※コンベアに白衣の袖，手指が引き込まれないように十分注意する．
　　危険と感じたら，停止ボタンを押す．

| その他，掃除方法など | <清掃方法>
　※教員が刃物を取り出したあとに行う．
① カッターカバー内，押さえ・送りコンベアなどを水洗いする．
② 布巾で水気を十分にふき取る．
　※安全のため，電源コンセントを抜き，刃物を機械から外す．
　　操作盤，モートル，安全装置，駆動チェインには，直接水をかけない．

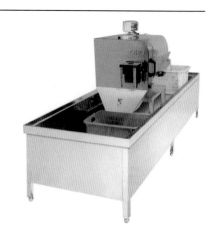

| 本調理室 |

ブラストチラー

| 特　徴 | 食品・食材の冷却・冷凍をすばやく行う．|

| 性　能 | ① 冷却モード：ソフトチル，ハードチル，ショックフリーズがあり，食品の形態，冷却時間によって選択する．
② 制御方式：芯温運転，タイマー運転，庫内温度運転があり，温度測定箇所によって選択する．
③ 風速：強風から弱風まで8段階．
④ ブザー音：組み合わせにより，8パターンのブザーが設定できる．|

| 使用方法 |
＜準　備＞
　冷却したい食材をホテルパンに均等に並べる．もしくは，中に入る大きさの器具に入れる．
＜運転手順と機械の動き＞
① 運転パターンを設定する．
② スタート/ストップボタンを押す → 冷却・冷凍運転開始．
③ 設定条件に到達 → ブザーでお知らせ → 保冷運転に自動変更．
④ スタート/ストップボタンを押す（2秒間長押し）→ 運転終わり．
＜運転パターンの設定順序＞
① 冷却モードの選択（3モード）
② 各モードの制御方式の選択（3方式）
③ 設定数値入力
④ 冷却風速の選択（8段階）
⑤ 終了ブザー音パターンの選択（8パターン）

①～⑤までを順に設定した一連の組み合わせが1つの運転パターンとなる．

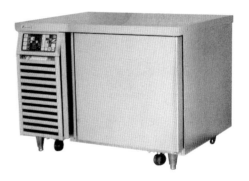

| その他，掃除方法など |
＜清掃方法＞
① 庫内のドレンパン（水がたまっている入れ物）内の水を捨て，洗浄する．
② 庫内の水分を乾いたタオルでふき取る．
③ 扉パッキンをしっかり磨く．
④ 清掃直後はよく乾燥させるために少し扉を開けておく．

Ⅰ．計画

| 本調理室 | 冷水チラー |

| 特　徴 | 別名「冷塩水処理機」といい，塩を用いて冷却機能を増加させることができる． |

| 性　能 |

<処理時間>

【例】　ほうれん草，万能ねぎ，にんじん，レタス，パセリなど：5～10分
　　　　にら，大根，ごぼう，キャベツなど：10～20分

| 使用方法 |

<準　備>
・食品を水中に入れて冷却するため，食品に水がつかないように準備しておく．
・タンク内に水を給水する（仕切り板をはずした状態で水槽の水位線まで入れる）．

<運転方法>
① 設定温度の確認
　「温度/タイマ設定」スイッチのいずれかを数秒押し，現在の設定温度を確認する．
② 設定温度の変更
　「温度/タイマ設定」スイッチのいずれかを3秒以上押し，表示を点滅させる．
　　同じスイッチで温度を設定する → 設定後指を離してから5秒後に設定完了．
③ 運転開始
　「運転/停止」ボタンを押す → 運転ランプが点滅し，冷却と循環ポンプが運転開始する．
　　もう一度押すと停止する．

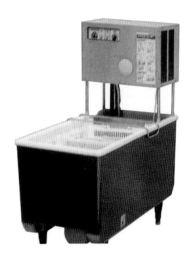

| その他，掃除方法など |

<清掃方法>
① 仕切り板を取り外し，水槽に水をいれる．
※水量は熱交換機がつかるくらいまで．
② 洗剤（食器用液体洗剤）を溶かす．
③ 運転スイッチを「ON」にし循環させる．
④ 運転スイッチを「OFF」にし排水する．
⑤ すすぎは①，③，④を繰り返す．
⑥ 水気を乾いた布でふき取る．

本調理室 — ガス式コンビオーブン

特徴
HACCP対応の温度管理ができ，多種のメニュー設定や高効率燃焼機能により焦げ目がきれいにつく．

性能

モード	対応温度(℃)	熱風／蒸気	調理例
ホットエアー	20〜320	100％／0％	ロースト，焼き魚，トースト，ピザ，グラタン，パイなど
スチーム	20〜100	0％／100％	野菜やパスタのゆで上げ，ゆで卵，プリン，茶碗蒸しなど
コンビ1	20〜300	50％／50％	煮込み料理など
コンビ2	20〜300	75％／25％	肉や魚の焼き上げ，ハンバーグ，照り焼きなど

使用方法

＜準備＞
① 調理室の換気設備を運転させる．
② 元電源を入れ，給水栓を開く．
③ 電源ランプの消灯を確認して，ガスの元栓を開く．

＜操作方法＞
パネル電源キーを押す → 調理設定を行う．

●時間設定調理の場合
① 庫内温度を設定する．
② 時間を設定する．
③ 調理する食材を入れる．
④ スタートキーを押す．
⑤ 調理完了アラームが鳴る．

●芯温調理の場合
① 庫内温度・芯温を設定する．
② 食材に芯温センサーを差し込む．

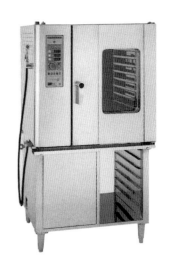

その他，掃除方法など

＜清掃方法＞
① クリーニングキーを押して，スチーム運転を10分間行う．
　※庫内温度が90℃以下に下がらないと作動しない．
② スチーム終了後，専用洗剤を庫内にまんべんなくかける．
③ 10分間運転停止で洗剤をまんべんなくなじませ，20分間のスチーム運転をする．
④ 終了後，庫内温度が十分下がってから，専用スプレーで洗い流す．
⑤ 清掃後は，電源キーを2秒間押し「切」にする．

本調理室

ガス式中間加熱フライヤー

特徴

フライヤー油槽の中間に熱源があるため，上部と下部の2段階に油温層ができる．
上部の熱対流により揚げカスなどが低温の下部に沈むため，油が傷みにくい．

性能

油容量：13L×2槽
予熱：180℃まで約15分必要

使用方法

＜準備＞
廃油コックをしっかりと閉めてから，油槽に所定量の油を入れる．
※油量が最下限以下の場合は絶対燃焼させないこと → 火災の原因になる．

＜操作方法＞
着火
① ガスの元栓を開く．
② サーモスタット（自動温度調節器）の温度を設定する．
　※OFFのままではメインバーナーに着火しない．
③ ガスコックを押しながら左に回し，パイロットバーナーを点火する．
　※手を離してもパイロットバーナーの火が消えなくなるまで，しばらく押した状態にしておく．
④ ガスコックを「開」の位置まで回す．
　※揚げる際は，油槽表面積の1/3がよい．

消火
① ガスコックを「止」にする．
② サーモスタットを「OFF」にする．
③ ガスの元栓を閉める．

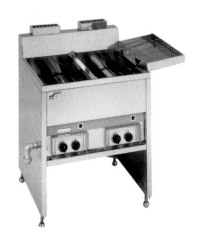

その他，掃除方法など

＜清掃方法＞
※やけどの危険がない程度まで油温が下がってから清掃を始める．
① フライヤーの下に油保管用の缶を置き，油こしをのせる．
② 廃油コックを開き，油を受ける（約2缶分）．
③ 油槽上部の網，油きりなどをはずして洗浄する．
④ フライヤー本体は廃油コックを閉め，お湯をためて一度洗剤で洗浄してから廃油コックを開く．再度洗剤で洗浄し，水分をふき取る．

本調理室

立体炊飯器

特　徴	炊飯から，蒸らしまで自動的に行う． ボタン一つで，白米，炊き込み御飯，おかゆと炊き分けることができる．
性　能	一釜当たりの炊飯能力は最大7 kg（5升）． 上段，中段，下段での三釜同時炊飯が可能．
使用方法	<準　備> ・釜の底面と側面の水気をふいておく（サーモスタットを正常に作動させるため）． ・米と水の入った釜を，釜の持ち手が手前にくるように炊飯器に入れ，扉を閉じる． <操作方法・白米炊飯> ① ガスの元栓を開ける． ② 「炊飯/取消」スイッチを押す． ・「炊飯ランプ」点灯＝バーナーに着火し，炊飯開始． ・「蒸らしランプ」点灯＝バーナーが消火し，10分間蒸らす． ・「完了ランプ」点灯＝バーナーが消火し，ブザーで炊飯完了を知らせる． ③ 再び「炊飯/取消」スイッチを押す． 　→ 完了ランプ消灯． ④ 釜の持ち手を持って，釜を引き出す． 　💡注意　持ち手は，大変熱くなっているので，必ずオーブングローブをはめて作業すること． ⑤ ガスの元栓を閉める．
その他， 掃除方法など	<清掃方法> ① 配膳が終わりしだい，水を張って清掃しやすくしておく． ② 釜は飯粒が残らないように洗い，水気をふき取った後，ふたをして，炊飯器の中へしまう．

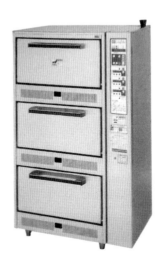

| 本調理室 | 回転釜 |

| 特　徴 | 煮物，汁物，ゆで物，蒸し物など幅広い用途がある．ハンドル操作により釜が前後に回転するので，食品が取り出しやすい． |

| 性　能 | 容量：80 L |

| 使用方法 |

＜操作方法＞

着　火

① ガスの元栓を開ける．
② コックのつまみが「止」の位置にあることを確認する．
③ つまみを点火(口火)の位置まで押しまわす．
④ 点火棒により口火に着火後，約 10 秒間保持する．
　※着火しなかった場合は，熱電対が温まるまで，再度上の操作を行う．
⑤ つまみから手を放し炎が安定したことを確認後，「内輪」の位置まで回すと内輪着火し，「全開」の位置まで回すとメインバーナーへ着火する．

消　火

① つまみを「止」の位置まで完全に戻す．
② ガスの元栓を閉める．
　・釜を前方へ回転させる…反時計回転方向へ回転．
　・釜を後方へ回転させる…時計回転方向へ回転．

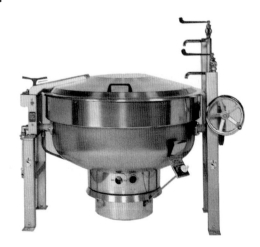

| その他，掃除方法など |

＜清掃方法＞

① 調理が終わりしだい，水を張って清掃しやすくしておく．
② スポンジ・クレンザーなどを使用して汚れを落とす．
　　注意　清掃の際，回転釜の余熱に注意する．

本調理室

電気回転釜

特徴
煮物，汁物，ゆで物，炒め物，蒸し物など幅広い用途がある．
炎を使わないため，燃焼排熱がない．
設定温度と現在温度をデジタルで表示する．温度調節は調節ボリュームで調節できる．

性能
容量：100 L

使用方法
＜操作方法＞
① 左側前面の扉を開け，ブレーカーを入れる．
② 設定スイッチを押して温度変換モードにし，UP/DOWN スイッチにて設定温度を決定する．
③ 運転スイッチを押すと，運転ランプと加熱中ランプが点灯し，ヒーターが加熱する．
④ 加熱調節ダイヤルを調節することによりヒーターの出力を調整することができる．
⑤ 停止スイッチを押すと，ヒーターの加熱を停止する．
　　🛑注意　釜回転時には，手や指をはさまれないように注意する．

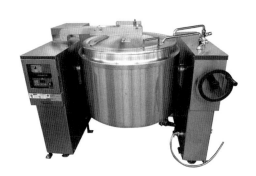

その他，掃除方法など
＜清掃方法＞
① 内・外装は，固く絞った柔らかい布でふく．
② ひどい汚れは，ぬるま湯に中性洗剤を含ませて，ステンレスの目にそって，ふき取る．みがき粉，たわし等は使用しない．
③ 操作パネル部には絶対に水をかけない．
　　🛑注意　清掃の際，釜の温度が十分に下がってから行う．

| 本調理室 | ティルティングパン |

| 特　徴 | 煮物，焼き物，炒め物，蒸し物，揚げ物などに対応できる．平型なので煮くずれしにくい．本体は前面に回転できるため，食品が取り出しやすい． |

| 性　能 | 最大容量：70 L |

| 使用方法 | <操作方法>

点　火
① ガスの元栓を開ける．
② 電源スイッチをONにする．→ 電源ランプが点灯する．
③ 温度を設定する．
　サーモスタットつまみを回し，調理する温度に設定する．
　・温度設定範囲は60～290℃（フライヤーとして使用する場合220℃以下にする）．
④ 点火する．
　ロードコントロールつまみを「HI」まで押しながら回して，点火する．
　設定温度に到達したらロードコントロールつまみを回して，適当な火力に調節する．

設定目盛り	3	4	5	HI
火力の目安	弱火	←	→	強火

※ふたの開閉時には，蒸気に注意する（白衣の袖を下ろし，オーブングローブをはめる）．

消　火
① ロードコントロールつまみを「OFF」にする．
② サーモスタットつまみを「OFF」にする．
③ 電源を切る．
④ ガスの元栓を閉める．

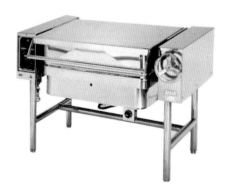

| その他，掃除方法など | <清掃方法>
① 調理が終わりしだい，水を張って清掃しやすくしておく．
② スポンジ・クレンザーなどを使用して汚れを落とす．
　　注意　ティルティングパンの余熱に注意する．

本調理室 — テーブル型冷凍冷蔵庫

特徴
食品を冷凍または冷蔵する

性能
有効内容量：冷蔵，冷凍 142 L

使用方法
＜初期運転＞
① 電源コードのプラグをコンセントに差し込む．
② フロントパネルを開き，電源スイッチを ON にする．
③ 約 3 分後に圧縮機・凝縮ファンが作動する．

　注意
　・食品で吹出口・吸込口をふさがないこと．
　・冷蔵庫をマイナス設定にしたときは，野菜などの凍ってはいけないものは入れないこと．
　・庫内にものを詰めすぎないこと．
　・温かい食品は冷やしてから入庫すること．

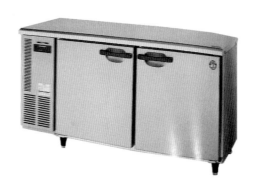

その他，掃除方法など
＜清掃方法＞
汚れがひどい際には，逆性せっけんを使用してふき取る．

本調理室　卓上型自動真空包装機

特徴

従来にはない，素材の特徴を活かした高品質の提供が可能．

真空状態による調理・保存であるため，食品の酸化を防ぎ，栄養素の損失が少なく，好気性細菌の繁殖を防ぐ方法として注目されている．

性能

最大袋寸法：300×450 mm

シール有効長さ：310 mm

真空ポンプ排気速度：142(50 Hz)L/min

使用方法

＜操作手順＞

① 電源スイッチを入れる．

　※電源プラグがはずれていないか確認する．

② ランプが点灯したことを確認して，コースを選択する．

　※コース設定はあらかじめ確認しておく．

③ 包装物をロアーチャンバーにセットする．

④ アッパーチャンバーを閉じる．

⑤ 工程が終了したら，包装物を取り出す．

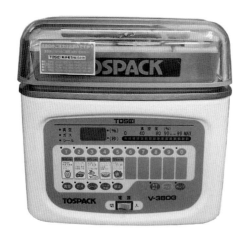

その他，掃除方法など

＜清掃方法＞

電源を切り，汚れをふき取る．

本調理室

ホットストッカー

特　徴　庫内の温度を自動調節し，調理済みの食品を調理時の状態で保温できる．

性　能　消費電力：5.2 KW

使用方法
＜運転手順＞
① 電源を「入」にする．
② 運転ボタンを押す．
③ 加湿電源を入れ，加湿量を調節する．

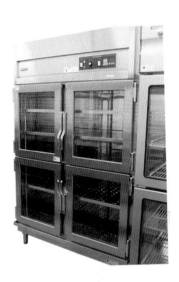

その他，掃除方法など
＜清掃方法＞
庫内の温度が十分に下がったら，固く絞った柔らかい布でふき掃除する．
汚れがひどい際には，中性洗剤を含ませた布でふき取る．

| パントリー | コールドケースユニット |

| 特　徴 | 庫内の温度を自動調節し，調理済みの食品を適温で保冷できる．|

| 性　能 | 小皿128枚，サラダボール72枚収納可能 |

| 使用方法 | ＜操作方法＞
① 運転スイッチを入れる．
② 温度を設定する．
③ 食品を入れる．
　※配食時間になったら照明スイッチを入れる．
　使用後は，運転スイッチ・照明スイッチを切り，温度設定を元の位置に戻しておく．

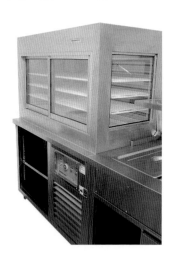

| その他，掃除方法など | ＜清掃方法＞
　運転が停止していることを確認して，固く絞った布で汚れをふき取る．

パントリー

ウォーマーテーブル

特　徴
湯温を自動調節し，調理済みの食品を調理時の状態で保温できる．

性　能
- ホテルパン：13 L を 3 個収納可能
- 引き出し：2 段

使用方法
＜準　備＞
① 排水バルブを閉める．
② 給水バルブを開いて給水する．
　※電熱線以上水を入れ，オーバーフローしないようにする．
③ 運転スイッチを入れる．
④ サーモスタットの温度を設定する．

＜操作方法＞
　食品を専用の深いホテルパンに入れ，お湯が張ってあるウォーマーテーブルに設置する．

使用後
① 使用済みのホテルパンを取り外し，洗浄する．
② 運転スイッチを切り，温度設定のダイヤルを元の位置にする．
③ 排水バルブを開き，排水する．

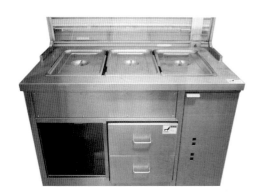

その他，掃除方法など
＜清掃方法＞
　汚れをふき取り，乾いた柔らかい布で水分をしっかりふき取る．

Ⅰ．計画

パントリー

電気卓上ウォーマー

特　徴	湯温を自動調節し，調理済みの食品(とくにスープ類)を調理時の状態で保温できる．

性　能	直径20 cmのポットを2個収納可能

使用方法	

＜準　備＞
　ポットを取り外して，排水コックが閉まっていることを確認し目盛りまで水を入れる．
＜操作方法＞
・温度を設定する　→　加熱ランプが点灯し，ヒーターが加熱し始める．
・食品を容器に入れ，お湯が張ってあるウォーマーに設置する．
使用後
① 使用済みの容器を取り外し，洗浄する．
② 運転スイッチを切り，温度設定のダイヤルを元の位置にする．
③ 排水する際は，排水口にバケツなどを用意して排水コックを開ける．

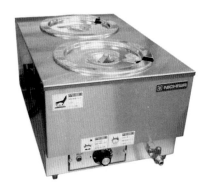

その他，掃除方法など	

＜清掃方法＞
　汚れをふき取り，乾いた柔らかい布で水分をしっかりふき取る．

| パントリー | 電磁調理器 |

(ローレンジタイプ)

| 特　徴 | 「電磁誘導加熱方式」採用により，ハイパワーで高効率である．
炎を使わないため，燃焼排熱がない． |

| 性　能 | 外形寸法：間口 450 W，奥行 600 D，高さ 450 W |

| 使用方法 | <操作方法>
① 操作パネルの運転スイッチ（「入」）を押す．
② 「P．0」が点灯，単位表示灯の％が点滅に変わり，運転灯が点灯し，「ピッ」と鳴り，運転を開始する．
③ 鍋の大きさや内容物によって，電力調整ボリュームを回して火力を調節する（0〜100 ％）．
④ 運転中に鍋を外すと，「　　nP」と表示して運転を停止して 60 秒間待機状態になり，鍋を戻すと自動的に運転が開始される．
⑤ 停止するときは，停止／リセットスイッチを押して停止させる．
　　🛇注意　短時間の加熱でも鍋および内容物は高温になっているので火傷しないように十分注意する． |

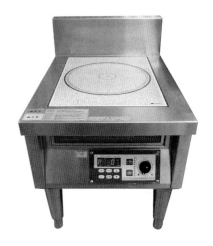

| その他，掃除方法など | <清掃方法>
① 付着した汚れは，固く絞った柔らかい布でふく．
② ひどい汚れは，ぬるま湯に中性洗剤を含ませて，ふき取る．みがき粉，たわし等は使用しない．また，直接水をかけない．
　　🛇注意　清掃の際，プレートの温度が十分に下がってから行う． |

| 洗浄室 | 食器洗浄機 |

| 特　徴 | コンベアが動くことにより食器の洗剤洗浄からすすぎまでを行う． |

| 性　能 | 洗浄能力：飯碗；4,000個/h，皿；4,000枚/h 洗浄可能
洗浄温度：60～65℃，すすぎ温度：82～91℃ |

| 使用方法 |

＜準　備＞
・ガスブースターの電源を入れる．
・ガスブースターを作動させる．
・食器洗浄機内のカゴ(3個)がセットしてあるか確認する．

＜操作方法＞

準備作業

① 排水栓を閉め，給水栓(赤いコック)をひねり給水する → 完了すると水が排水されるので，コックを戻す．
② 給水が済み，ガスブースターが作動していることを確認して，点検扉を閉め，補助加熱スイッチを「入」にする．
※水がたまっていない状態では空だきになり，故障の原因になるため注意する．

洗浄作業

※食器洗浄係と食器受け取り係の最低2人以上で作業を行う．
① 下膳部シンクに水を適度にためておく．
② 下膳部シンク下部の残菜カゴの設置位置を確認し，残菜がこぼれないようにする．
③ 下膳部の洗浄用のセンサーを「ON」にする．
④ 下膳部シンクで汚れを落とし，コンベアに食器を並べる．
※食器が重なり合わないように工夫する．湯呑などの小さいものは受け取る際に巻き込まれることがあるので，しきりを利用して高さをつくる．
⑤ コンベア運転ボタンを押す．
⑥ 食器を受け取り，カゴに整頓して収納し，食器保管庫へ保管する．

洗浄後作業

① コンベア停止ボタンを押し，補助加熱スイッチを「切」にする．
② ブースターの電源を切る．
③ 排水栓を開けて排水する．

| その他，掃除方法など |

＜清掃方法＞
① すべての残菜カゴを取り出し，洗浄する．
② 台ふきで濡れているところをふき取る．

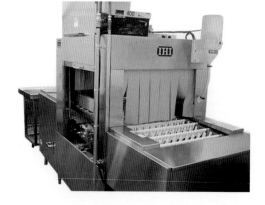

下調理室・本調理室・洗浄室

食器消毒保管庫
器具消毒保管庫

| 特　徴 | 庫内が60℃に達すると蒸気が排出され，食器・調理器具がよく乾燥し，消毒効果が高まる．消毒運転，あたため運転ができ，利用方法に合わせて選択できる． |

| 性　能 | 食器カゴ：60個収納 |

| 使用方法 | ＜準　備＞
保管庫に収納したい器具を洗浄し，乾いた柔らかい布で水分をふき取っておく．
＜操作方法＞
① 器具を大きさ別にまとめて，庫内に収納する．
② 扉がしっかり閉まっていることを確認して，「入/切」のスイッチを押す． |

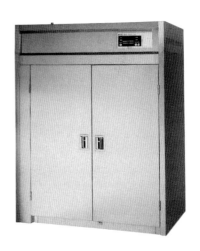

| その他，掃除方法など | ＜清掃方法＞
目立つ汚れには，固く絞った布に中性洗剤を含ませて汚れをふき取る．
庫内に水がたまった時は，庫内下部の排水栓から排水する． |

Ⅰ. 計画

| ホール | ティーサーバー |

| 特　徴 | 水道水からお茶やお湯，冷水を作り，湯呑などに供給する自動給茶機． |

| 性　能 | ・お茶の抽出：操作パネルの「お茶」のボタンを押すと，一定量のお茶を抽出．
・お湯，冷水の抽出：操作パネルの「お湯」または，「冷水」のボタンを押す．押している間だけお湯，または冷水を連続で抽出できる． |

| 使用方法 | <操作方法>
① キャビネットスタンドの扉を開けて給水タンクを2個取り出し，給水タンクのフタをはずして，10Lのラインまで，2個とも水を入れる．
② 給水タンクのフタを取り付け，キャビネットスタンドのタンク台の上に設置する．
③ 給水ホースを接続する．
④ 給茶機のフロントパネルを開いて，電源スイッチ「ON」にする．
※運転ランプが点滅し，冷水，お湯，お茶のランプが点灯すれば，抽出できる．
⑤ 使用後は，フロントパネルを開けて，電源スイッチ「OFF」にする．
⑥ カップステージ，グリルを上に持ち上げ，手前に取り出す．
⑦ 排水バルブを開けて排水タンクに排水する．
⑧ 給水タンクを2個取り出し，残っている水を排水する．
⑨ 排水タンクにたまった排水を捨てて，内部をよくすすぐ．
⑩ 給水タンク，排水タンクともタンク台にセットする． |

| その他，掃除方法など | <清掃方法>
　茶こし，カップステージを取り外し，中性洗剤できれいに洗い，水気をふき取り，元のようにセットする． |

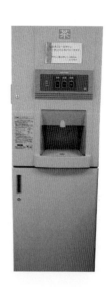

6 練習メニューと作業工程表の作成

(1) 練習メニュー

実施日；平成　年　月　日　食数；100食　　　　　　　　　　　　　科　年　組　班

献立名	食品名	1食分純使用量(g)	庫出し係数	全体使用量(kg)	100食発注量(kg)	作り方・盛りつけ図
ご飯	精白米	90	1	9.0	9.0	① 米の計量　② 洗米(洗米機)　③ 水の計量　④ 浸水
	水	126	1	12.6	12.6	⑤ 点火・炊飯(炊飯器)　⑥ 蒸らし ⑦ パントリーにて盛りつけ　　　　　　　　　　　＜飯碗＞
八宝菜	豚ばら肉スライス	25	1	2.5	2.6	① 材料の下処理 　豚肉；受け渡し→3cm幅に切り，塩・こしょうする 　ロールいか；解凍・洗浄→1×4cmの短冊切り，酒・塩をふる 　はくさい；廃棄部除去し3cmの長さにざく切りにし軸と葉に分け， 　　　　　　別々に洗浄する 　たまねぎ；二つ割り後廃棄部除去，洗浄→2cmのくし形切り 　にんじん；廃棄部除去，洗浄→2mm幅の薄切り 　たけのこ；洗浄→5cmの長さに薄切り 　きくらげ；水で戻し，3cmのザク切り 　しょうが；廃棄部除去後洗浄→みじん切り(フードプロセッサー) 　にんにく；廃棄部除去後洗浄→みじん切り(フードプロセッサー) 　冷凍さやえんどう；半解凍後ゆでる→冷却(ブラストチラー)→パントリーへ ② 調味料の計量・回転釜の準備 ③ 調味料を計量後，合わせ調味料を作る 　お湯を沸かし，あんの調味料を合わせ，水溶き片栗粉を加えあんを作る ④ 回転釜に油を入れ，しょうが，にんにくを炒め，豚肉・ロールいか・たまねぎ・にんじん・たけのこ・きくらげ・はくさいの軸を順に炒め，火が通ったらはくさいの葉も加えさっと炒める ③のあんを加えてまぜ，仕上げにごま油を加える ⑤ 盛りつけ　［パントリー］ 　器に盛りつけ，さやえんどうを散らす　　　　＜クープ皿＞
	塩	0.1	1	10g	10g	
	こしょう	0.01	1	1g	1g	
	冷凍ロールいか	20	1	2.0	2.1	
	酒	1	1	0.1	0.1	
	塩	0.1	1	10g	10g	
	はくさい	60	1.06	6.4	6.5	
	たまねぎ	30	1.06	3.2	3.3	
	にんじん	20	1.11	2.3	2.4	
	たけのこ ゆで	15	1	1.5	1.6	
	きくらげ	1	1	0.1	0.1	
	しょうが	3	1.25	0.38	0.43	
	にんにく	1	1.09	0.11	0.16	
	サラダ油	5	1	0.5	0.50	
	冷凍さやえんどう	5	1	0.5	0.55	
	あん					
	水	50	1	5.0	5.0	
	鳥ガラスープの素	2	1	0.2	0.2	
	しょうゆ	3	1	0.3	0.3	
	酒	3	1	0.3	0.3	
	塩	0.6	1	60g	60g	
	かたくり粉	4	1	0.4	0.4	
	水	4	1	0.4	0.5	
	ごま油	1	1	0.1	0.1	

栄養量：エネルギー；　　　kcal　脂質；　　　g　炭水化物；　　　g　　　　　　　1食分予定価格　　　円
栄養比率：たんぱく質エネルギー比；　　　％　脂質エネルギー比；　　　％　炭水化物エネルギー比；　　　％

＊発注量について；生鮮食品については「保存食50g」が上乗せされている

（2）予定献立表の書き方

- **① 献立名の記入**
  主食，汁物，主菜，副菜A・B，デザートの順で記入

- **② 食品名の記入**
  材料は主材料から順に記入する
  調味料はカッコでくくるか，一文字下げて記入（下味用の調味料は使用材料の下に記入）

- **③ 献立ごとに1行あけ，線で区切る**

- **④ 作り方の記入方法**
  手順は，①，②，③……と番号をふる
  下処理方法は，
  食材名；下処理室での下処理方法→調理室での切り方等を記入する

実施日；平成　　年　　月　　日　食数；100食　　　　　　　　　　　　　　　　　　　科　　年　　組　　班

献立名	食品名	1食分純使用量(g)	庫出し係数	全体使用量(kg)	100食発注量(kg)	作り方・盛りつけ図
ご飯	精白米	90	1	9.0	9.0	① 米の計量　② 洗米(洗米機)　③ 水の計量　④ 浸水
	水	126	1	12.6	12.6	⑤ 点火・炊飯(炊飯器)　⑥ 蒸らし
						⑦ パントリーにて盛りつけ　　　　　　　　＜飯碗＞
八宝菜	豚ばら肉スライス	25	1	2.5	2.6	① 材料の下処理
	塩	0.1	1	10g	10g	豚肉；受け渡し→3cm幅に切り，塩・こしょうする
	こしょう	0.01	1	1g	1g	ロールいか；解凍・洗浄→1×4cmの短冊切り，酒・塩する
	冷凍ロールいか	20	1	2.0	2.1	はくさい；廃棄部除去し3cmの長さにざく切りにし軸と葉に分け，
	酒	1	1	0.1	0.1	別々に洗浄する
	塩	0.1	1	10g	10g	たまねぎ；二つ割り後廃棄部除去，洗浄→2cmのくし形切り
	はくさい	60	1.06	6.4	6.5	にんじん；廃棄部除去，洗浄→2mm幅の薄切り
	たまねぎ	30	1.06	3.2	3.3	たけのこ；洗浄→5cmの長さに薄切り
	にんじん	20	1.11	2.3	2.4	きくらげ；水で戻し，3cmのザク切り
	たけのこ ゆで	15	1	1.5	1.6	しょうが；廃棄部除去後洗浄→みじん切り(フードプロセッサー)
	きくらげ	1	1	0.1	0.1	にんにく；廃棄部除去後洗浄→みじん切り(フードプロセッサー)
	しょうが	3	1.25	0.38	0.43	冷凍さやえんどう；半解凍後ゆでる→冷却(ブラストチラー)→パントリーへ
	にんにく	1	1.09	0.11	0.16	② 調味料の計量・回転釜の準備
	サラダ油	5	1	0.5	0.50	③ 調味料を計量後，合わせ調味料を作る
	冷凍さやえんどう	5	1	0.5	0.55	お湯を沸かし，あんの調味料を合わせ，水溶き片栗粉を加えあんを作る
	あん					④ 回転釜に油を入れ，しょうが，にんにくを炒め，豚肉・ロールいか・
	水	50	1	5.0	5.0	たまねぎ・にんじん・たけのこ・きくらげ・はくさいの軸を順に炒め，
	鳥ガラスープの素	2	1	0.2	0.2	火が通ったらはくさいの葉も加えさっと炒める
	しょうゆ	3				③のあんを加えてまぜ，仕上げにごま油を加える
	酒	3				⑤ 盛りつけ　［パントリー］
	塩	0.6				器に盛りつけ，さやえんどうを散らす　　　　＜クープ皿＞
	かたくり粉	4				
	水	4				
	ごま油	1				

- **⑤ 大量調理機器名の記入**
  使用する大量調理機器名を記入する
  オーブンやフライヤーに関しては，準備することと設定温度・時間も記入する
  〔例〕フライヤーの準備(180℃)
  　　……を揚げる(180℃ 約5分)

- **⑥ 右端に＜皿名＞を記入**

栄養量：エネルギー；　　　kcal 脂質；　　　g 炭水化物；　　　g　　　　1食分予定価格　　　円
栄養比率：たんぱく質エネルギー比；　　　％ 脂質エネルギー比；　　　％ 炭水化物エネルギー比；　　　％

＊発注量について；生鮮食品については「保

- **⑦ 栄養量・栄養比率の記入**
  1食分予定価格の記入
  245円以内に収まるようにする

（3）作業工程一覧表の作成

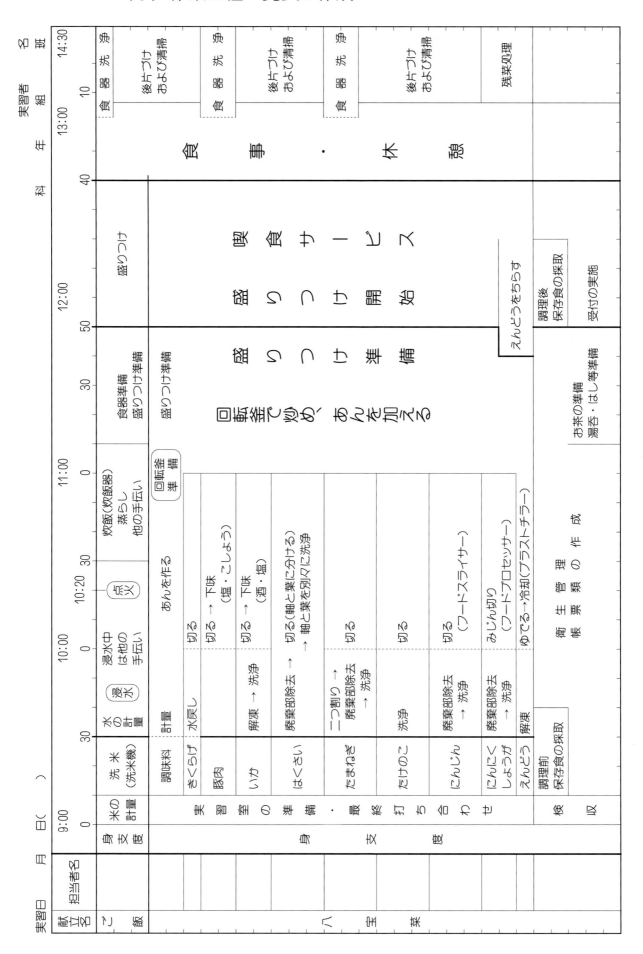

（4）衛生管理ポイント

衛生管理ポイント（下調理；汚染作業区域）

年　　月　　日（　　）　　　　　　　　　　　　科　　年　　組　一　班
責任者名（　　　　　　　　）　　作業人員（　　　人）　　食数（　　　　食）

料理名：　ご飯　・　八宝菜

時間	担当者	食材等 →	作 業 工 程	器具名と色分け	衛生管理ポイント	チェック
9：00	教員		・身支度の確認			
9：15	栄養士班		・検収 ・調理前「保存食」の採取		・保存食の採取はマニュアルどおりに行われているか	
9：20	調理班		・下処理を行う			
		精白米	米の計量 → 洗米（洗米機）	（下）赤バ		
		豚　肉	そのまま受け渡し	（下）赤バ	・調理台上は清潔であるか	
		ロールいか	解凍・水洗い → そのまま渡す	（下）黄バ	・専用容器を用いているか	
		はくさい	外皮，根元を切る→3cmの長さにざく切り → 軸と葉に分ける → 別々に水洗い	（下）緑ザ	・使用器具は清潔か	
		たまねぎ	二つ割り後，皮・根元を除去 → 洗浄	（下）緑ザ	・豚肉やいかのドリップが他の食品を汚染していないか	
		にんじん	へた，皮をむく → 洗浄	（下）緑ザ	・食材の品質，鮮度はよいか	
		ゆでたけのこ	水洗い → 受け渡し	（下）緑ザ	・野菜類は2層シンクで十分に洗浄されているか	
		冷さやえんどう	袋を水洗い → 袋の水分を取る → 袋ごとアルコール噴霧 → そのまま渡す		・洗浄順位を考えて作業されているか	
		しょうが	皮をむく → 洗浄	（下）緑ザ		
		にんにく	皮をむく → 洗浄	（下）緑ザ		
10：00			・使用器具の洗浄			
13：30			・食器の洗浄			

衛生管理ポイント（本調理；非汚染作業区域ー準清潔作業区域）

　　　　年　　月　　日（　　）　　　　　　　　　　　　　　　科　年　組　一　班
責任者名（　　　　　　　　　）　　作業人員（　　　人）　　食数（　　　食）

料理名 ： ご飯

時間	担当者	食材等 → 作業工程		器具名と色分け	衛生管理ポイント	チェック
9：00	教員		・身支度の確認			
9：20	調理班		・調理開始		・調理開始，終了時刻の記録	
		精白米	洗米の受け取り	緑ボール	・調理台，調理器具は清潔か	
			水の計量	炊飯釜	・調理器具は色分けして使用しているか	
			浸　水			
					・作業区域は守られているか	
10：45			炊飯器の点火 → 炊飯 → 蒸らし	炊飯器しゃもじ		
					・手指の洗浄，消毒の実施	
11：20		ご飯	炊き上がったご飯をパントリーへ渡す		・パントリーへは，ビニールエプロンをはずしてから入室すること	
			・盛りつけ準備＜パントリー＞			
11：30	帳簿	見本	見本を作成する		・マスクは鼻までつけているか	
			・検食準備		・手指の洗浄，消毒	
					・調理台の消毒	
11：40	教員他	検食	・検食開始		・使用器具は清潔であるか	
					・素手で盛りつけないこと	
					・盛りつけ開始，終了時刻の記録	
					・異物が混入していないか確認しながら盛りつけを行う	
11：50	担当者	ご飯	・配食開始＜パントリー＞		・適温給食が守られているか	
					・配食開始，終了時刻の記録	
	栄養士班	保存食	・調理後の「保存食」を採取する		・保存食はマニュアルどおりに採取されているか	
13：00	全員		・昼　食			
13：30	全員		・後片づけ			

衛生管理ポイント（本調理；非汚染作業区域—準清潔作業区域）

　　　　年　　月　　日（　　）　　　　　　　　　　　　　　　科　　年　　組　—　班
責任者名（　　　　　　　　　）　　　作業人員（　　　人）　　　食数（　　　食）

料理名 : 八宝菜						
時間	担当者	食材等 ← →	作業工程	器具名と色分け	衛生管理ポイント	チェック
9:00	教員		・身支度の確認			
9:20	調理班		・調理開始		・調理開始，終了時刻の記録 ・調理台は清潔か ・調理器具は清潔か	
		調味料	種類ごとに計量する	調味ボール	・包丁，まな板は色分けしているか	
		八宝あん	水の計量 → あんを作る	半寸胴		
		豚肉	3cm幅に切る → 下味	赤バット	・作業区域は守られているか	
		ロールいか	解凍 → 1×4cm幅短冊切り → 下味	黄バット	（肉魚コーナー，野菜コーナー等）	
		はくさい	軸と葉のうけとり			
		たまねぎ	2cm幅のくし形切り	緑ボール	・食材は使用時以外は冷蔵庫に保管すること	
		にんじん	2mm幅の薄切り	緑ボール		
		ゆでたけのこ	5cm幅の薄切り	緑ボール	・手指の洗浄，消毒の実施	
		きくらげ	水で戻す → 3cmのざく切り	緑ザル	（とくに生肉，魚の取り扱い後）	
		冷さやえんどう	半解凍にしさっとゆでる → 冷却（ブラストチラー）→ パントリーへ	白ザル	・ゆでたあと，30分以内に中心温度を20℃以下に下げる→記録	
		しょうが	みじん切り	緑ボール		
		にんにく	みじん切り	緑ボール		
10:30			・回転釜の準備	回転釜	・使用器具は清潔であるか	
11:00		八宝菜	炒める → あんを加える → 仕上げる → パントリーへ（フードウォーマーで保温）	回転釜 ウォーマー	・75℃以上1分間加熱を行ったか（1点以上測定し，記録する）	
11:20			・盛りつけ準備＜パントリー＞		・調理台の消毒 ・パントリーへは，ビニールエプロンをはずして入室する ・手指の洗浄，消毒 ・素手で盛りつけないこと	
11:30	帳簿	見本	見本を作成する ・検食準備		・盛りつけ開始，終了時刻の記録	
11:40	教員他		・検食開始		・適温給食が守られているか	
11:50	担当者		・配食開始＜パントリー＞		・配食開始，終了時刻の記録 ・マスクは鼻までつけているか	
		八宝菜	最後にえんどうを散らす		・異物が混入していないか確認しながら盛りつけを行う	
	栄養士班	保存食	・調理後の「保存食」を採取する		・保存食の採取はマニュアルどおりに行われているか	
13:00	全員		・昼　食			
13:30	全員		・後片づけ			

衛生管理ポイント（パントリー；非汚染作業区域―清潔作業区域）

年　月　日（　）　　　　　　　　　　　　　科　年　組　一　班
責任者名（　　　　　　　　　）　作業人員（　　人）　食数（　　食）

I. 計画

料理名： ご飯 ・ 八宝菜

時間	担当者	食材等	作業工程	器具名と色分け	衛生管理ポイント	チェック
10：00						
10：20						
10：35			＜パントリー＞		・パントリーへは，ビニールエプロンをはずしてから入室すること	
			・フードウォーマーの準備		・マスクは鼻までつけているか	
			・食器の準備		・手指の洗浄，消毒	
			・盛りつけ準備	レードル しゃもじ トング	・調理台は清潔か → 調理台の消毒	
11：00			さやえんどうを受け取る		・配食開始，終了時刻の記録 ・素手で盛りつけないこと	
11：10			ご飯を受け取る		・適温給食が守られているか	
11：20			八宝菜を受け取る		・使用器具は清潔であるか	
11：30	帳簿班		・検食準備 ・見本の作成			
11：40	教員他		・検食開始（帳簿班，教員）			
11：50			・配食開始		・盛りつけ開始，終了時刻の記録	
		ご飯 八宝菜	→ 食数を均等に盛りつける → 食数を均等に盛りつける 最後にえんどうを散らす	しゃもじ レードル 手袋	・異物が混入していないか確認しながら盛りつけを行う	
	栄養士班	保存食	・調理後の「保存食」を採取する		・保存食の採取はマニュアルどおりに行われているか	
13：00	全員		・昼食			
13：30	全員		・後片づけ			

II 実 施

1 購買管理

(1) 一括購入品一覧表

	おもな食品とその購入単位
穀類	精白米（10 kg, 30 kg） もち米（1.4 kg） 小麦粉（1 kg, 25 kg） パン粉（2 kg） スパゲッティー（4 kg） マカロニ（4 kg）
いも類	かたくり粉（1 kg, 25 kg） はるさめ（1 kg）
砂糖類	上白糖（1 kg, 20 kg）
油脂類	サラダ油（1.5 kg, 16.5 kg） 揚げ油（16.5 kg） ごま油（1.5 kg） マヨネーズ（1 kg） ドレッシング各種（1,000 mL）
堅果類	白・黒ごま（1 kg）
乾物類	乾しいたけ（500 g, 1 kg） きくらげ（1 kg） カットわかめ（200 g, 500 g, 1 kg） こんぶ（1 kg） 粉寒天（1 kg） 粉ゼラチン（450 g）
調味料類	こいくちしょうゆ（18 L） うすくちしょうゆ（1.8 L） 酢（1.8 L） みりん（1.8 L） 酒（1.8 L） 塩（1 kg, 5 kg） 赤みそ（1 kg, 10 kg, 20 kg） 白みそ（1 kg, 10 kg, 20 kg） ミックスみそ（1 kg, 10 kg） だしパック（500 g, 1 kg） 中華だし（1 kg） コンソメ（1 kg） ウスターソース（1.8 L） ケチャップ（1,025 g） 赤ワイン（1.8 L） 白ワイン（1.8 L） トウバンジャン（1 kg） レモン果汁（720 mL）
香辛料	こしょう（300 g） 粉からし（300 g） 粉わさび（300 g）
その他	冷凍食品，缶詰など

(2) 庫出し係数

五訂食品成分表		食 品 名
廃棄率（％）	庫出し係数	
1	1.01	もやし，しゅんぎく
2	1.02	きゅうり，レタス
3	1.03	トマト
5	1.05	にら
6	1.06	葉ねぎ，たまねぎ，はくさい
8	1.09	にんにく
9	1.1	柿
10	1.11	じゃがいも，西洋かぼちゃ，サラダな，ほうれんそう，ごぼう，だいこん，さつまいも，パセリ，ピーマン，なす，にんじん
15	1.18	さといも，こまつな，チンゲンサイ，キャベツ，しめじ，えのきたけ，りんご，ぶどう，なし，卵
20	1.25	れんこん，しょうが，みかん
25	1.33	生しいたけ
35	1.54	根みつば，セロリー，ネーブルオレンジ
40	1.67	根深ねぎ，バナナ，すいか
45	1.82	パイナップル
50	2	ブロッコリー，カリフラワー

（3）発注書

業者名　　　　　　様				
		科　　年　　組		
		担当教員		

納品日：　　月　　日（　）／使用日：　　月　　日（　）

食品名	発注量	単価	金額	Check

（4）食品出納帳

No.＿＿＿＿＿＿

（品名）＿＿＿＿＿＿＿＿＿＿

年月日	摘要	入			出			残	
		数量	@	金　額	数量	@	金　額	数量	金　額

（5）在庫台帳

No.＿＿＿＿＿＿

（品名）＿＿＿＿＿＿＿＿

年月日	摘　　要	入		出		差引数量	備　考
		数　　量	＠	数　　量	＠		

（6）入・出庫伝票

No.＿＿＿＿＿＿

入（出）庫伝票

年　　月　　日

食　品　名	入（出）庫量	在　庫　量	備　　考

2 衛生管理

■■■ （1）食中毒の3原則

1. 清潔（2次汚染防止）　　　　　　　☆菌をつけない☆
   - 原材料
   - 施設設備
   - 器具，容器
   - 取扱者（手洗い，健康状態，服装，検便など）

　新鮮な食材料を使用して，洗浄を十分に行う．下処理を行う汚染作業区域，本調理を行う準清潔作業区域，配膳を行う非汚染作業区域（パントリー）を明確に区別する．生の食品と加熱済みの食品の接触を避ける．使用した器具類は丁寧に洗浄し，汚れ（残渣）による交叉汚染（クロスコンタミネーション）を起こさないよう注意する．

2. 迅速な取り扱い（細菌の増殖防止）　　☆菌を増やさない☆
   - 生鮮食料品は1回で使い切る量を調理当日に仕入れる．
   - 原材料は適切な温度で保存する．
   - 調理後できるだけ早く喫食し，細菌の増殖を防ぐ．

　加熱調理後，食品を冷却する場合には，食中毒菌の発育至適温度帯（約20〜50℃）の時間を可能な限り短くする．

3. 温度管理（冷却または加熱）　　　　☆菌をやっつける（殺す）☆
   - 冷却により菌の発育，増殖を抑える．
   - 加熱により菌を死滅させる．

　加熱調理食品は，中心温度75℃で1分間以上（二枚貝等ノロウイルス汚染のおそれのある食品の場合は85〜90℃で90秒間以上）またはこれと同等以上まで加熱されていることを確認する．

■■■ （2）検　便

　調理従事者は，定期的な健康診断および月1回以上の検便を受けること．検便検査には，腸管出血性大腸菌の検査を含めること．また，必要に応じ10月から3月にはノロウイルスの検査を含めること．検便証明書は「陰性」であること．「陽性」である場合はただちに医療機関を受診し，再検便を行い，「陰性」が証明されたあと，再々検便を行って「陰性」が証明されなければ調理に従事することはできない．

(3) 服　装

- 着用する帽子，外衣，シューズは専用で清潔なものとする．
- 毛髪は帽子から出ないようにする．
- ピアス，ネックレス，腕時計，指輪などはすべてはずす．
- 爪は短く切り，マニキュアは厳禁．
- マスクは鼻まで覆うように着用する．

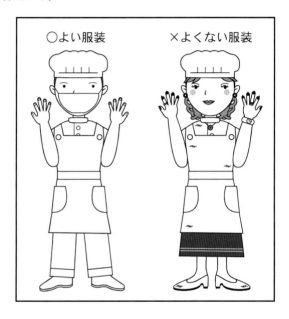

(4) 実習担当者の衛生点検表

実習担当者の衛生点検表

平成　　年　　月　　日（　　）　　　　　　　　　　　　点検者：＿＿＿＿＿＿＿

	点　検　項　目	不備者（学籍番号記入）
1	健康診断，検便検査の結果に異常はありませんか．	
2	下痢，発熱などの症状はありませんか．	
3	手指や顔面に化膿創がありませんか．	
4	爪は短く切っていますか．	
5	指輪やマニキュアをしていませんか．	
6	着用する外衣，帽子は専用で清潔のものに毎日交換されていますか．	
7	ピアス・イヤリング・ネックレスなどの装身具ははずしましたか．	
8	毛髪が帽子から出ていませんか．	
9	作業場専用の履物を使っていますか．	
10	手洗いを適切に行っていますか．	
11	トイレには，実習着のまま入らないようにしていますか．	
12	実習着のまま外出していませんか．	
13	手指に傷のある者が直接食品の取り扱いをしていませんか．	
14	盛りつけ・サービス時に必要に応じて手袋の使用がされていますか．	
15	盛りつけ・サービス時にマスクを使用していますか．	
16	調理，点検に従事しない者が，やむを得ず，調理施設に立ち入る場合には，専用の清潔な帽子，外衣および履き物を着用させましたか．	
特記事項		

調理施設の点検表

平成　年　月　日（　）　　　　　点検者：　　　科　年　組：

	点 検 項 目	点検結果
1	手洗い設備には石けん，爪ブラシ，ペーパータオル（ドライヤー），殺菌液が置かれていますか．	
2	調理室に部外者が入ったり，不必要な物品が置かれていませんか．	
3	汚染作業区域と非汚染作業区域に区別されていますか．	
4	シンクは用途（下調理，魚肉，生食）別に相互汚染しないように設置されていますか．	
5	施設は十分な換気が行われ，高温多湿が避けられていますか．	
6	調理室の清掃は，すべての食品が調理場内から完全に排出されたあと，適切に実施されましたか．	
7	清掃時に，床から60 cm以下に置かれている器具類を上げて床の清掃をしましたか．	
8	壁，床，排水溝の清掃および水切りを行いましたか．	
9	検収コーナー，食品庫の清掃を行いましたか．（掃く，床ふき，棚をふく，ゴミの処理）	
10	外流し，外周の清掃，整備を行いましたか．	
11	専用の履物（シューズ，長靴，サンダルなど）の汚れを落とし，整頓しましたか．	
特記事項		

調理器具等の点検表

	点 検 項 目	点検結果
1	包丁，まな板などの調理器具は，用途別および食品別に用意し，混同しないように使用されていますか．	
2	調理器具，容器などは使用後（必要に応じて使用中）に洗浄・殺菌し，乾燥されていますか．	
3	すべての調理器具，容器などは，衛生的に保管されていますか．	
4	ふきん，おしぼりの洗濯・殺菌は行われましたか．	
5	洗浄用品（スポンジ，たわし，三角コーナーなど）は区別して使用されていましたか．	
6	その他，文房具などの整備を行いましたか．	
特記事項		

食堂調理器具等の点検表

	点 検 項 目	点検結果
1	床面の清掃を行いましたか．	
2	テーブルを適切に配置し，清掃・消毒を行いましたか．	
3	消毒したおしぼりなど準備しましたか．	
4	サービスカウンター，サービステーブル，トレーワゴンなどの清掃・消毒を行いましたか．	
5	下膳コーナーの準備を行いましたか．	
6	衛生上のクレームや問題（食堂内の汚れ，異物混入など）が発生した場合には適切な処理を行いましたか．	
7	喫食後の清掃を行いましたか．	
特記事項		

食品の取り扱い等点検表

平成　年　月　日（　）　　　　　点検者：　　　科　年　組：

		点　検　項　目	点検結果
原材料	1	原材料の納入に際し立ち会いましたか．	
	2	検収で発注控にもとづき点検を行いましたか．	
	3	原材料の納入時の時刻および温度の記録などがされていますか．	
	4	原材料は分類し，適切な場所・適切な温度で保管されていますか．	
	5	原材料の包装を取り除き，専用の容器に入れ替えて保管していますか．	
	6	下処理を確実に実施していますか．	
	7	冷蔵庫または冷凍庫から出した原材料は，速やかに調理に移行させていますか．	
	8	非加熱食品であって，調理に移行するまでやむを得ず30分以上を要する場合には，冷蔵設備に保管されていますか．	
保存食	1	保存食は，原材料（購入した状態のもの）および調理済み食品を，食品ごとに50g程度ずつ清潔な容器に密封して入れ，-20℃以下で2週間以上保存されていますか．	
	2	保存食は，調理された料理ごとに50g程度ずつ清潔な容器に密封して入れ，-20℃以下で2週間以上保存されていますか．	
調理中	1	野菜および果物を加熱せずに供する場合には，適切な洗浄・消毒を実施していますか．	
	2	加熱調理食品は，中心部が75℃で1分間以上加熱されていますか．	
	3	食品を放冷する場合，非加熱食品を下処理後一次保管する場合などに，清潔な場所で行っていますか．	
調理後	1	調理後，食品を放冷する場合には，速やかに中心温度を下げる工夫がされていますか．	
	2	調理後の食品は衛生的な容器にふたをして保存していますか．	
	3	調理後の食品は適切に温度管理が行われ，必要な時間および温度が記録されていますか．	
	4	調理後の食品は2時間以内に喫食されていますか．	
廃棄物	1	廃棄物（ゴミ）は分別して処理しましたか．	
	2	廃棄物容器は，汚臭，汚液がもれないように管理するとともに，作業終了後は速やかに清掃し，衛生上支障のないように保持されていますか．	
	3	保存期間を過ぎた保存食は，適切に処理されていますか．	
特記事項			

（5）手洗いの方法

1．手指の洗浄・消毒

調理作業時の手指の洗浄・消毒は以下の手順でおこなう．

① 水洗いし，石けんをつける → ② 爪ブラシを使って指先から肘までをよく洗う（30秒）→ ③ 石けんを洗い流す（20秒）→ ④ 使い捨てペーパータオルなどでふく → ⑤ 消毒用アルコールをかけて手指によくすり込む（①～③までの手順を2回以上実施する）

2．逆性石けん

① 消毒剤としてかつては広く用いられていた市販の逆性石けんは，塩化ベンザルコニウム10％水溶液である．洗浄力・泡立ち性に優れた陰イオン界面活性剤の石けんに対し，陽イオン界面活性剤で，洗浄力はないが優れた殺菌力がある．このため石けんと逆性石けんを混用すると互いの効力を失うので，扱いには注意する．

② 排水溝などの消毒には10％塩化ベンザルコニウム20 mLを，1 Lの水で0.2％濃度に希釈して用いる．
③ 逆性石けんは，40〜45℃において殺菌力が最も強いので，温湯で希釈する．
④ 逆性石けんは，ブドウ球菌・腸チフス・赤痢菌・大腸菌に優れた殺菌力を示すが，ウイルス・結核菌・緑膿菌には効果がない．

(6) 食品の洗浄・消毒

1．次亜塩素酸ナトリウム

野菜や果物などの生食するものは，流水で3回以上水洗いしてから中性洗剤で洗い，流水ですすぎ洗いしたあと，次亜塩素酸ナトリウムの200 mg/L(有効塩素200 ppm)溶液に5分以上，または100 mg/L(有効塩素100 ppm)溶液に10分以上浸漬後，流水で完全洗浄する．なお，布巾などの漂白に用いる場合には，200 ppm溶液を用いる．

▶次亜塩素酸ナトリウム溶液の調製例
・濃度表示10％の次亜塩素酸ナトリウムで，90 Lのシンクに100 ppm濃度の水溶液をつくる場合10％濃度の有効塩素は100,000 ppmであるので，100 ppmは

$$100{,}000 \text{ ppm} \div 100 \text{ ppm} = 1{,}000$$

で1,000倍に希釈することになる．よって，次亜塩素酸ナトリウムの添加量は，

$$90{,}000 \text{ mL} \div 1{,}000 = 90 \text{ mL} \quad \text{である．}$$

2．フマル酸

次亜塩素酸ナトリウムは安価だが，酸化漂白力が強く，高濃度での使用による発生ガスは有毒である．また，アルミ・アルマイト・鉄・ステンレスなどの金属類やセメント・木部などへの腐蝕性があり，合成樹脂食器では表面が荒れ，色つやをなくし，汚れやすいなどの理由からフマル酸などの酸素系漂白剤が使われることもある．

3．加工酢(SSV)

次亜塩素酸ナトリウムに比して殺菌力は低いが，安全性の面からSSVも利用される．5％濃度の希釈液に野菜や果物を15分間浸漬する．なお，卵の消毒には，次亜塩素酸ナトリウムを用いるなどして，使い分けられている．

4．中性洗剤

野菜や果物などを2〜3％の中性洗剤液(pH 6〜8)に浸漬した場合，洗浄効果はあるが消毒効果はない．

(7) 器具・食器などの洗浄・消毒

調理機械・器具は調理作業中にさまざまな食中毒菌によって汚染される．これらの菌を確実に除去するために，使用した器具・容器などは，次の手順で洗浄・消毒を行う．

1．器 具

① 飲用適の水(40℃程度の微温水が望ましい)で3回水洗いする．
② 中性洗剤または弱アルカリ性洗剤でよく洗浄する．
③ 飲用適の水(40℃程度の微温水が望ましい)でよくすすぐ．
④ 以下の条件で殺菌を行う．

まな板，包丁，ヘラなど調理機械(部品)	80℃で5分以上または同等の効果を有する方法で殺菌
調理台	70％アルコール噴霧または同等の効果を有する方法で殺菌
布巾，タオルなど	100℃で5分以上煮沸殺菌

⑤ よく乾燥させる．
⑥ 清潔な場所(保管庫)で保管する．
・調理機械・調理台については，作業開始前に70％アルコール噴霧または同等の効果を有する方法で殺菌を行う．
・作業中も，必要に応じて熱湯消毒を行うなど，衛生的に使用する．なお，器具は材料ごとに使い分けをし，原材料用に使用したものをそのまま調理後の食品用に使用するようなことは決して行わない．
・木製の器具は汚染菌が残存する可能性が高いので，十分殺菌するよう気をつける．なお，木製の器具は極力使用を控えることが望ましい．

2．食 器

① 残菜を除去する．
② 飲用適の水(40℃程度の微温水が望ましい)に浸漬する．
③ 洗浄機にかけ十分に洗浄する．このとき，洗浄機が正常に作動しているか確かめる．
④ 次のいずれかの方法で殺菌し，保管する．
・熱 湯 殺 菌…80℃以上5分以上浸漬．
・消毒保管庫…食器が完全に乾燥するまで庫内温度85℃以上を保つように留意する．

(8) 保存食

保存食は，食中毒などの予期せぬ事故が発生した場合に備えて，原因究明のための資料として，調理前原材料および調理済み食品を保存するものである．食品ごとに50g程度ずつ清潔な容器に入れて密封し，−20℃以下で2週間以上保存する．食品を採取する際には，以下の点に注意をする．
・清潔な手袋や器具(ナイフ，ヘラなど)を用い，直接食品に触れないようにする．
・調理前原材料は，洗浄・殺菌を行わず，購入した状態のものを保存する．
・調理済み食品は，配膳後の状態で，1皿につき1つの保存食を採取する．ただし，すべての食材が入るように留意する．
　(例：三色丼 → ご飯，具材の全種類合わせて50g程度を1つの容器に採取する．)
・採取した保存食は，採取日・調理前か後かをわかるようにしておく．

(9) 温度管理

① 調理場内の温度は25℃以下，湿度は80％以下に保つことが望ましい．
② 加熱調理は，食品の中心温度を3点(煮物の場合は1点)以上計測し，すべての点で75℃以上であれば，その時点から1分以上加熱する(二枚貝等ノロウイルス汚染のおそれがある食品の場合は85〜90℃以上，90秒間以上)．
③ 冷却する必要がある場合は，加熱後30分以内に冷却機などで中心温度を20℃付近に下げる．
④ 調理後30分以内に提供される食品の調理終了時刻を記録する．30分を超える食品は食中毒菌の増殖を抑制するため，10℃以下または65℃以上で保温機器にて保管し，機器内温度および搬入・搬出時刻を記録する．
⑤ 調理終了後から喫食までの時間をホールディング(温度維持)というが，温菜は65℃以上，冷菜は10℃以下の一定温度でホールディングできない場合には，調理後2時間を経た食品は廃棄する．

温度管理表1

　　月　　　日（　　）　　　　　　クラス：　　　年　　　組　－　　　班；記録者氏名

①実習室の気温・湿度

単位；気温（℃），湿度（％）

測定場所	検収室		下処理室		食品庫		調理室		パントリー		洗浄室	
気温・湿度	気温	湿度	気温	湿度	気温	湿度	気温	湿度	気温	湿度	気温	湿度
9時　　分												
10時　　分												
11時　　分												
12時　　分												
13時　　分												
14時　　分												

> 各場所に設置してある，「乾湿度計」の気温と湿度を測定・記録する

> 十分な換気を行い，高温・多湿をさける工夫をしよう．
> ・温度；25℃以下
> ・湿度；80％以下
> に保つことが望ましい

②冷凍・冷蔵庫の温度記録1

単位；冷凍・冷蔵ともに（℃）

測定場所	保存食用					下処理室		
	冷凍庫（　　）	冷凍庫（　　）	冷凍庫（　　）	冷凍冷蔵庫（　右側　）		冷凍冷蔵庫（　左側　）		パススルー冷蔵庫
時刻・温度	冷凍	冷凍	冷凍	冷凍	冷蔵	冷凍	冷蔵	冷蔵
9時　　分								
10時　　分								
11時　　分								
12時　　分								
13時　　分								
14時　　分								

> 保存食用の冷凍庫は「-20℃以下」でなくてはならない

> 各場所に設置してある，「冷蔵庫」や「冷凍庫」の温度を記録する．（温度は，表面上部パネルに表示されている）

②冷凍・冷蔵庫の温度記録2

単位；冷凍・冷蔵・温蔵ともに（℃）

測定場所	調理室			パントリー			
	冷凍冷蔵庫（野菜コーナー）	冷蔵庫（サラダコーナー）	パススルー冷蔵庫	テーブル型冷凍冷蔵庫		コールドケース	パススルーホットストッカー
時刻・温度	冷蔵	冷蔵	冷蔵	冷凍	冷蔵	冷蔵	温蔵
9時　　分							
10時　　分							
11時　　分							
12時　　分							
13時　　分							
14時　　分							

> 各場所に設置してある，「冷蔵庫」や「冷凍庫」の温度を記録する．（温度は，表面上部パネルに表示されている）

温度管理表2

　　月　　日（　）　　　　　クラス：　　年　　組　－　　班；記録者氏名

③保管庫の温度記録1

測定場所	下処理室		調理室			パントリー
	テーブル型 消毒保管庫	包丁まな板 消毒保管庫	器具消毒 保管庫（小）	器具消毒 保管庫（大）	包丁まな板 消毒保管庫	テーブル型 消毒保管庫
測定時刻	時　　分	時　　分	時　　分	時　　分	時　　分	時　　分
稼働の 有・無						
温度（℃）	℃			℃	℃	℃
測定時刻	時　　分			時　　分	時　　分	時　　分
稼働の 有・無						
温度（℃）	℃	℃	℃	℃	℃	℃

> 保管庫は稼働している場合のみ，機器に表示される「パネルの温度」を記録すること．
> （時間帯によっては稼働していないこともある）

③保管庫の温度記録2

測定場所	洗　浄　室		
	食器消毒 保管庫（右）	食器消毒 保管庫（左）	
測定時刻	時　　分	時　　分	
稼働の 有・無			
温度（℃）	℃	℃	℃
測定時刻	時　　分	時　　分	時　　分
稼働の 有・無			
温度（℃）	℃	℃	℃

> 温度測定は，洗浄機上部のパネルに表示されている温度を記録すること
> （時間帯によっては，稼働していないこともある）

④洗浄機の温度記録

単位；（℃）

測定場所	洗浄室	
	食器洗浄機	
測定時刻	洗浄 温度	すすぎ 温度
11時　　分		
12時　　分		
13時　　分		
14時　　分		

【特記事項】

温度管理表3

平成　　年　　月　　日（　　）　　　　　　　作成：　　－　　班；記録者氏名＿＿＿＿＿＿＿＿＿

①内部中心温度の測定

料理名；		食　材；	
調理方法；焼く　・　揚げる　・　煮る　・　炒める　・　蒸す　・　その他（　　　　　　　　　　　　）			
使用大量調理機器名；		設定温度および設定条件；	

加熱調理	開　始	時　　　分
	終　了	時　　　分
	合　計	分

＊揚げ物は，毎回油温（℃）の確認・記録を行うこと

温度①確認後の加熱時間　　　　　分

	温度①
時　刻	
中心温度1	℃
中心温度2	℃
中心温度3	℃
備　考	

> 中心温度の測定は，「揚げ物」・「焼き物・蒸し物」・「炒め物」は3点以上測定，「煮物」は1点以上測定を行うこと．その際の中心温度は「75℃以上」あることを確認・記録し，さらに1分以上加熱しよう

> 加熱調理時間の目安になる

> 揚げ調理を行う場合は，揚げる前の「油温」を記入しよう．同一作業を繰り返す場合は，設定温度以上に達しているか確認，記録後作業を開始する

	温度②
時　刻	時　　　分
中心温度1	℃
中心温度2	℃
中心温度3	℃
備　考	

	温度④
時　刻	
中心温度1	℃
中心温度2	℃
中心温度3	℃
備　考	

	温度⑤
時　刻	時　　　分
中心温度1	℃
中心温度2	℃
中心温度3	℃
備　考	

②加熱調理後冷却が必要なものの内部中心温度の測定

料理名；		食　材；	

★加熱調理について

加熱調理機器名；	設定温度；　　　℃	設定条件；
加熱方法；ゆでる　・　煮る　・　蒸す　・　その他（　　　　　　　　　　　　　　　）		

★冷却方法について

冷却方法；水道水　・　氷水　・　ブラストチラー　・　冷水チラー　・　その他（　　　　　　　　　　　）		
設定温度（水道水の温度など）；　　　℃	設定条件；	

★加熱温度の記録

項　目	時　分	温　度
加熱開始		
加熱中		
加熱終了		

> 30分以内に中心温度を20℃付近（または60分以内に中心温度を10℃付近）まで下げるように工夫しよう

★冷却温度の記録

項　目		温　度
冷却開始	時　　分	℃
冷却終了	時　　分	℃

★冷却にかかった時間：　　　　　分

> 忘れずに記録しよう

★冷却中の中心温度の測定

	温度①	温度②	…	温度④	温度⑤
時　刻	時　　分			時　　分	時　　分
中心温度	℃			℃	℃
備　考					

> 中心温度計を用いて温度測定を行う．ただし，ブラストチラーの「芯温設定」を用いた場合は表示パネルの芯温を記入する

平成　　年　　月　　日（　）　　　　　　　　　作成：　　－　　班；記録者氏名

③表面温度の測定

食材名；					冷蔵保管庫の種類；
	切りこみ開始	切りこみ終了	冷蔵保管開始	冷蔵保管終了	
測定時刻	時　　分	時　　分	時　　分	時　　分	保管時の機器の温度；
表面温度	℃	℃	℃	℃	℃

食材名；					冷蔵保管庫の種類；
	切りこみ開始	切りこみ終了	冷蔵保管開始	冷蔵保管終了	
測定時刻	時　　分	時　　分	時　　分	時　　分	保管時の機器の温度；
表面温度	℃	℃	℃	℃	℃

> 調理終了後，提供まで30分以上を要する場合は「10℃以下または65℃以上」で管理すること．室温放置はしないこと

食材名；					冷蔵保管庫の種類；
	切りこみ開始	切りこみ終了	冷蔵保管開始	冷蔵保管終了	
測定時刻	時　　分	時　　分	時　　分	時　　分	保管時の機器の温度；
表面温度	℃	℃	℃	℃	℃

④その他（開始時刻－終了時刻の記録）

下処理	開始時刻	時　　分	終了時刻	時　　分	合計	分

料理名；			
調理	開始	時	分
	終了	時	分
	合計		分
盛りつけ	開始	時	分
	終了	時	分
	合計		分
配食	開始	時	分
	終了	時	分
	合計		分

料理名；			
調理	開始	時	分
	終了	時	分
	合計		分
盛りつけ	開始	時	分
	終了	時	分
	合計		分
配食	開始	時	分
	終了	時	分
	合計		分

> 調理後の食品は，「調理終了後2時間以内に喫食する」ことが望ましい

料理名；			
調理	開始	時	分
	終了	時	分
	合計		分
盛りつけ	開始	時	分
	終了	時	分
	合計		分
配食	開始	時	分
	終了	時	分
	合計		分

料理名；			
調理	開始	時	分
	終了	時	分
	合計		分
盛りつけ	開始	時	分
	終了	時	分
	合計		分
配食	開始	時	分
	終了	時	分
	合計		分

料理名；			
調理	開始	時	分
	終了	時	分
	合計		分
盛りつけ	開始	時	分
	終了	時	分
	合計		分
配食	開始	時	分
	終了	時	分
	合計		分

料理名；			
調理	開始	時	分
	終了	時	分
	合計		分
盛りつけ	開始	時	分
	終了	時	分
	合計		分
配食	開始	時	分
	終了	時	分
	合計		分

温度モニタリング表(料理保管中の温度調査)

平成　　年　　月　　日(　)　　　　　　　　専攻：　　　　　　　年　　組　　　班：記録者氏名：

料理名	できあがり(時刻)(℃)	保管機器など	機器設定温度(℃)	経時変化(時刻) 上段：　： 下段：　： 保温・保冷中の温度(℃)						状態変化(有・無)そのようす
	時　　分　　　　℃			時　　分 ℃	時　　分 ℃	時　　分 ℃	時　　分 ℃	時　　分 ℃	時　　分 ℃	
	時　　分　　　　℃			時　　分 ℃	時　　分 ℃	時　　分 ℃	時　　分 ℃	時　　分 ℃	時　　分 ℃	
	時　　分　　　　℃			時　　分 ℃	時　　分 ℃	時　　分 ℃	時　　分 ℃	時　　分 ℃	時　　分 ℃	
	時　　分　　　　℃			時　　分 ℃	時　　分 ℃	時　　分 ℃	時　　分 ℃	時　　分 ℃	時　　分 ℃	
	時　　分　　　　℃			時　　分 ℃	時　　分 ℃	時　　分 ℃	時　　分 ℃	時　　分 ℃	時　　分 ℃	

> できあがった料理を、卓上ウォーマーやスープウォーマー、ホットストッカー(温蔵庫、冷蔵庫などに入れ、「適温給食」を心がけよう。
> また保管時の料理の状態変化を観察し、保管前と保管後での変化を観察しよう

☆ 実施後の考察(状態の変化をできるだけ詳しく記入する)

Ⅱ.実施

(10) 清　掃

① 清掃の目標はクレンリネスである．クリーンネスはきれいにするための行為・手段をいうが，クレンリネスは清潔で安全で快適な状態を維持することである．
② 清掃の大原則は，「簡単に・楽しく・手際よく・見栄えよく・安全に」である．

(11) インシデント／アクシデント・レポート

インシデント・レポート(Incident Report)は，ヒヤリハット・レポートともいわれ，作業中の安全性に欠けたミスや配膳ミス，異物の発見など，事故を未然に防ぐことができた事例について報告することをいう．

アクシデント・レポートは，実際に起こしてしまった事故について報告するレポートであり，事故や災害の未然防止には，「ヒヤリ・ハット」の段階での対処が重要である．

(12) 食中毒警報の発令の条件

① 気温30℃以上が10時間以上継続
② 湿度90％以上が24時間以上継続
③ 24時間以内に急激に気温が上昇してその差が10℃以上を超える時
④ 次の3つの条件が同時に発生した場合，またはそれが予測される時
　・気温28℃以上で6時間以上継続する時
　・湿度80％以上となり，相当時間継続する時
　・48時間以内に気温が7℃上昇し，相当時間継続する時
なお，警報は発令時から48時間継続し，その後は自然解除される．

(13) 給食施設におけるHACCPについて

1．HACCP (Hazard Analysis and Critical Control Point：危害分析重要管理点)とは
　　Hazard……危険要素，Analysis……分析，Critical……重大な，Control……管理，Point……点

1960年，アポロ宇宙計画の一環として，米国航空宇宙局(NASA)が，従来の抜き取り型微生物検査では宇宙食の安全が保証できないため，大手食品企業(Pillsbury Company社)に開発を依頼し，アメリカ陸軍研究所で開発された概念であるMode of Failure(失敗モード解析)法を用いた衛生管理システムである．日本では，1995年の製造物責任法(PL法)の施行，1996年の腸管出血性大腸菌O-157による集団食中毒の発生などにより，HACCPシステムによる衛生管理が必要とされている．

▶ HACCP式衛生管理
① 危害が発生するあらゆる可能性を予測する(菌の混入増殖ポイント)．
② 危害発生の危険がある個所を重要管理点(CCP)として特定する．
③ 重要管理点(CCP)を厳重に管理する．
　　官能的指標：色調，光沢，臭気など．
　　物理的検査：温度，時間などを記録する．
　　化学的検査：pHなど．
④ 工程全般の問題点を洗い出し，事前に防止措置を講じる．
⑤ 危害発生の原因そのものを排除することにより製品全般の安全を確保する．

2．給食施設における HACCP の必要性

▶今までの給食施設の衛生管理項目
- 調理作業員：検便，服装，手指の洗浄，体調
- 原　材　料：鮮度，納入業者，納入時間
- 調 理 施 設：器具および機器の洗浄，機器の破損，防虫，防鼠

調理作業員，原材料，調理施設などへの個別項目による衛生管理では，安全な食事を供給することができない．

▶これから必要な HACCP 式衛生管理

調理食材の納入から喫食者に配膳するまでの過程を総合的にとらえた衛生管理体制．

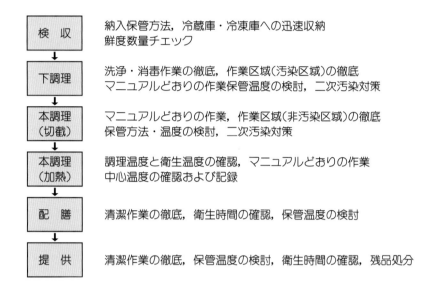

▶ HACCP システム構築のための 12 ステップと 7 原則（Seven Principals）

12 ステップ		7 原 則	
1	専門家チームの編成		
2	製品の記述		
3	意図する使用方法と対象消費者の確認		
4	製造工程一覧図・施設見取図の作成		
5	現場確認		
6	危害分析	1	危害を確定し，危険度を分析するとともに，それらを管理するための方法を設定する
7	重要管理点の設定	2	重要管理点を確定する
8	管理基準の設定	3	すべての重要管理点に対する管理基準を設定する
9	モニタリング方法の設定	4	モニタリングおよび計測の方法を設定する
10	改善措置の設定	5	必要に応じて取るべき改善措置を設定する
11	検証方法の設定	6	検証および見直しの方法を設定する
12	記録保存と文書規定の設定	7	すべての手順および記録に関する文書規定を作成し，保管規定として設定する

3．特定給食施設に HACCP を導入するうえでの問題点

① 専門知識者の不在
② 毎日異なる献立による CCP の決定
③ 調理方法により異なる使用機器
④ 厨房内の温度管理
⑤ 調理従事者の衛生知識および意識
⑥ 厨房の設備改築費用

(14) 院外調理について

医療法施行規則の一部改正（平成八年三月二十六日公布）

患者等の食事の提供の業務に関する事項（医療法施行規則第九条の十及び第二十条関係）

改正前
　＜病院における患者等への食事の提供については，病院内の給食施設で行うこと＞
　・調理から配膳までの衛生面での配慮ができるため．
改正後
　＜病院外の調理加工施設における患者給食業務の実施を認める＞
　―改正理由―
　・近年の調理技術および衛生管理技術の進歩．
　・冷蔵または冷凍による安全な運搬および保管が可能．
　・病院外の調理加工施設であっても適切な衛生管理が行われている．
　・アメニティの向上，よりよい患者サービスの提供．
　　注）ただし，喫食直前の再加熱については，病院内の給食施設において行うべきものである．

病院外の調理加工施設を使用する場合

▶調理加工方式

　クックチル…………食材を加熱調理後，急速に冷却（90分以内に中心温度3℃）する．提供時に再度加熱する．
　クックフリーズ……食材を加熱調理後，急速に冷凍（−18℃）する．提供時に再度加熱する．
　クックサーブ………食材を加熱調理後，すみやかに提供する．
　　　　　　　　（調理加工施設が喫食場所と近接していることが原則）
　真空調理……………食材を真空包装し，低温にて加熱調理後，冷凍および冷蔵する．提供時に再度加熱する．
　（真空パック）

　　ただし，いずれの調理方式であっても，HACCPなどに基づく適切な衛生管理が行われている必要がある．

▶食事の運搬方法

　　冷蔵（3℃以下）もしくは冷凍（−18℃以下）状態，または細菌が増殖しない温度（65℃以上）を保って運搬する．

▶施設，設備および食器について

　　病院内の給食施設および病院外の調理加工施設いずれにおいても，HACCP等に基づく適切な衛生管理が行われ，衛生状態が常に良好に保たれている必要がある．

　患者給食業務においては，常に適切な衛生管理が行われている必要がある．とくに，大量調理を行う場合については，食中毒の大量発生なども危惧されることから，より厳密な衛生管理が求められる．このため，院外調理においては，HACCPに基づく衛生管理が重要である．

▶ドライシステム【dry floor system】

　　給食施設などの調理場の床を乾燥した状態で使用するよう設計し，設備したものである．
　　長所……床をぬらさないため，滑りなどの事故を防止できる．
　　　　　　室内の湿度の上昇をおさえるため，調理員の疲労が軽減される．
　　　　　　乾燥しているため，衛生的である．
　（注意点）　水を流しての清掃に慣れていると，床に水やゴミを落とさないよう習慣づくまで意識的に管理する必要がある．

(15) HACCPにおける洗浄，殺菌剤，方法の選択

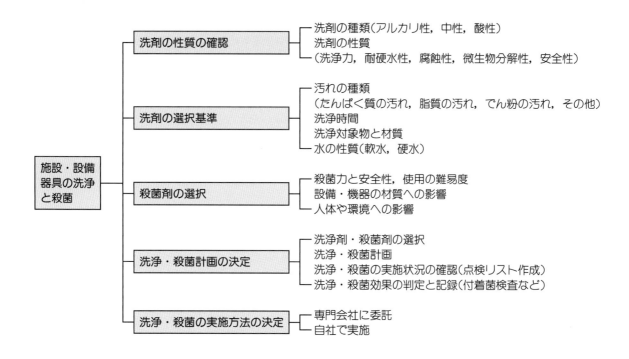

(16) おもな除菌剤の用途，適用，除菌特性

分類	特徴	用途				適用		除菌特性				
		手指皮膚	機械器具	容器	施設	噴霧	浸漬殺菌	陽性菌	陰性菌	芽胞	酵母	カビ
アルコール類 （エタノール）	即効性があり，食品装置の噴霧などに使用される 揮発性が高く，残留性がない 可燃性のため火気取り扱い注意	◎	◎	◎	◎	◎	◎	◎	◎		◎	◎
塩素化合物 （次亜塩素酸ナトリウム）	有機物により不活性化が著しい 広範囲にわたり抗菌性がある 腐蝕性・過敏性の作用があり，刺激性作用が強いため保護具の着用が必要 強い臭気がある	○	◎			○	◎	◎	◎	△	◎	◎
ヨウ素化合物 （ヨードホール）	有機物・金属イオンなどによる影響が少ない 酵母に対して強い殺菌力がある 刺激性・腐蝕性の作用があるので保護具が必要 染着性があるので注意が必要	○	○	○	○	○	◎	◎	◎	△	◎	◎
過酸化物類 （過酢酸） （過酸化水素）	包材の殺菌などに使用される 刺激性・過敏性の作用を示すことがあるので保護具の着用が必要		◎			◎		◎	◎	△	◎	◎
陽イオン界面活性剤 （塩化ベンザルコニウム）	有機物，金属イオンなどによる影響を受けやすい	◎	◎	◎	◎	◎	◎	◎	◎		◎	◎

用途・適用 ◎：よく使用される ○：使用されることがある
除菌特性 ◎：非常に効果あり ○：効果あり △：少し効果あり

(17) 塩化ビニール製手袋の使用禁止について

　塩化ビニール製手袋は，1996年に学校給食で腸管出血性大腸菌O-157による死者が出たことから，外食産業や給食弁当業の盛りつけ用として急速に普及したが，高温の油を触ったり，消毒用アルコールを吹きつけたりすることによってフタル酸ジエチルヘキシルが溶出することがわかり，厚生省は，食品に対してはフタル酸エステル類を含む塩化ビニール製手袋の使用を禁止する必要があると判断した．

> **フタル酸ジエチルヘキシルとは**
> 固い塩化ビニールの樹脂をやわらかくするために添加する可塑剤として広く使われている化学物質．動物実験では，精子の形成能力の低下など生殖毒性が報告されている．

(18) 簡易衛生検査法について

1．食器の洗浄度検査

　食器や調理器具に汚れ(残渣)が残った場合，次の3つの問題点が生じる．
① 汚れが殺菌剤から物理的に菌を守ってしまう．
② 汚れが殺菌剤の効力を低下させ，十分な殺菌をできなくしてしまう．
③ 汚れが菌に栄養分を供給してしまう．

　これらの理由により食器や調理器具の洗浄状態を確認する必要が出てくるが，一般的な衛生検査を行うには時間と費用がかかるため，簡易的に汚れを検査するキットが市販されている．
　次にそのいくつかを紹介する．
　＜簡易検査キット＞　・フキトリマスター(エア・ブラウン株式会社)
　　　　　　　　　　・洗浄度検査試薬セット(サラヤ株式会社)

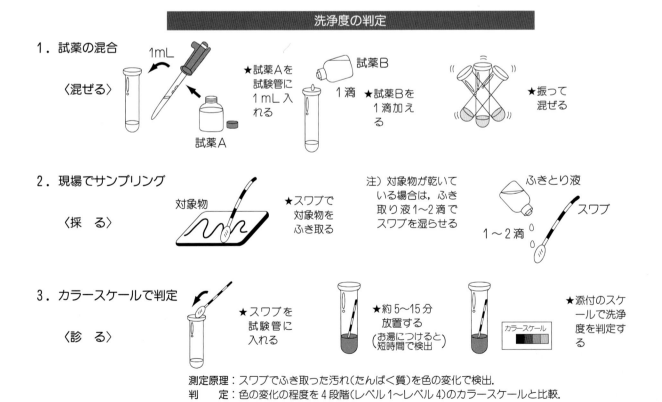

測定原理：スワブでふき取った汚れ(たんぱく質)を色の変化で検出．
判　　定：色の変化の程度を4段階(レベル1～レベル4)のカラースケールと比較．

2．スタンプ型細菌検査法

（孵卵器・高圧滅菌器が必要）

スタンプ型の培地を使用することにより簡便な細菌検査ができる．

＜検査キット＞

・フードスタンプ（日水製薬株式会社）

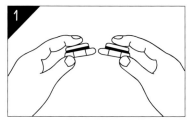

1個ずつ上下に折り曲げながら切り離す（使用方法はいずれも同じ）．

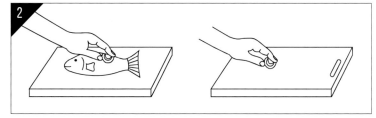

フードスタンプのキャップをとり，ただちに食品や調理器具などの検査材料の表面に培地面を軽く押しつける．

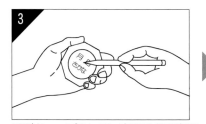

再びキャップをして，裏面に必要事項を記入する．

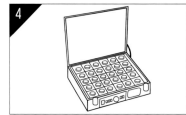

孵卵器に入れて一定時間培養する．孵卵器がない場合は室温に置き，培養時間をやや長く（1.5～2倍）する．
＜培養温度＞　　＜培養時間＞
　真菌用　30℃　　TGSE　2日間
　その他　37℃　　真菌用　2～3日間
　　　　　　　　　その他　1日間

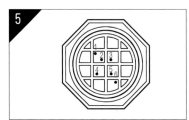

1個の培養の面積は10 cm^{2}で，表面に生じた集落数を数える．
集落数が多いときは，容器の裏に刻印された区画を利用すると便利．
（1区画-1 cm^2）

3．でん粉性残留物の検査

〔用意するもの〕

① 家庭や食堂より持参した食器類．

② 0.1 N-ヨウ素液：ヨウ化カリウム20 gを50～100 mLの水に溶かす．この液にヨウ素12.5 gを溶かしたのち，水を加えて全量を1,000 mLとする．

あるいは希ヨウドチンキに水を加えて約3倍に希釈したもの．

〔検査方法〕

① 食器の表面にヨウ素溶液をふりかけ，食器をふり動かして表面全体にヨウ素溶液がゆきわたるようにする．

② 軽く水洗いし，青色に染まる部分の有無を観察する．

③ でん粉性残留物があれば青色に染まり，洗浄不十分の証である．

4．脂肪性残留物の検査

〔用意するもの〕

① 家庭や食堂より持参した食器類．

② バターイエロー（あるいはイエローOB，他の脂溶性色素）の0.1％エタノール溶液．

〔検査方法〕

① 食器の表面に色素溶液をふりかけ，食器をふり動かして，表面全体に色素溶液がゆきわたるようにする．

② 色素溶液が残らなくなるまで軽く水洗いし，黄色に染まる部分の有無を観察する．

③ 脂肪性残留物があれば黄色に染まり，洗浄不十分の証である．

④ 食器が着色している場合には判定しにくいので，容器の表面を濾紙でこすり，濾紙が黄色に染まるかどうかで判定する．

(19) 給食用食器の材質による比較

材　質	洗浄状況	長　所	短　所
強化磁器	油類がつきにくい	耐熱性に優れ，模様づけや着色がしやすい	落としても割れにくい 重い かさばる
アルマイト	油類がつきにくい	軽い かさばらない	表面がやわらかく，傷や変形が起こりやすい 騒音が高い 外見が悪い 熱いものを入れると持てない
メラミン樹脂	劣化した場合洗いにくい 油類がややつきやすい	模様づけや着色ができる 高温で変化しない	化学物質溶出のおそれがある
ポリプロピレン	でん粉がつきにくい 油類がややつきやすい	軽い かさばらない 単色の着色ができる	熱に弱い（120℃前後） 高温で変形する 化学物質が溶出するおそれがある
ポリカーボネート	でん粉がつきにくい 油類がややつきやすい	軽い かさばらない 単色の着色ができる	化学物質が溶出するおそれがある
ステンレス	油類がつきにくい	衝撃に強い 耐久性に優れる 熱伝導はアルマイトの1/3	着色できない 騒音が高い
耐熱強化ガラス	油類がつきにくい	耐熱性に優れる 模様づけや着色がしやすい	落とすと割れやすい かさばる

(20) 細菌性食中毒の特徴と予防方法

細菌名	特徴	潜伏期	症状	原因食材	予防方法
サルモネラ菌 (感染型)	ウシ，ブタ，トリなどの腸管内に分布 ネズミ，ペットなども汚染源	8〜24時間	吐き気，へそ周囲の腹痛 発熱(39℃以上) 頻回の下痢，水様便や粘液便	汚染された食肉，卵，乳製品およびその加工品 二次的にサルモネラ菌による汚染を受けた食品	食肉，卵の十分な低温管理 食肉，卵の十分な加熱調理 二次汚染の防止
腸炎ビブリオ (感染型)	塩分濃度2〜4％を好む海水性ビブリオ 分裂時間は8〜10分と短く，短時間で多数の菌量に増殖する	3〜20時間	吐き気，嘔吐，強烈な上腹部痛 発熱(37℃程度) 頻回の下痢 水様便または粘血便	魚介類の生食(刺身)や，その二次汚染食品(とくに，塩分のあるもの)	調理前の魚介類や調理器具は流水で十分洗浄する 漁獲から消費まで低温管理をする 夏期の魚介類は，できるだけ加熱調理する
ブドウ球菌 (毒素型)	傷口を化膿させる黄色ブドウ球菌が原因菌 健康人の皮膚，鼻，咽頭部などに分布 耐熱性のエンテロトキシンを産生	0.5〜3時間前後	吐き気，嘔吐は必発症状，強い腹痛 下痢(数回) 発熱はない 症状は1〜2日で回復	でん粉質の多い食品(すし，おにぎり)や菓子類(ケーキ，まんじゅう) 牛乳・乳製品など	手指に化膿創のある者の調理従事の禁止 調理前の手洗いの励行 マスクの着用 食品中で産生された毒素は加熱しても分解されない
病原性大腸菌 (感染型)	動物の腸管内に分布 現在5種類の病原性大腸菌がある	10〜15時間	腹痛，下痢(水様性，膿粘血便)，発熱，嘔吐 病原性大腸菌の種類により症状は多種多様	糞便により汚染された食肉，生野菜，飲料水など，調理器具からの二次汚染	食品の十分な加熱調理 定期的な水質検査 手洗いの励行 調理器具の洗浄消毒 保菌者からの二次汚染の防止
ウェルシュ菌 (感染型)	ヒトや動物の腸管内，土壌，下水など自然界に広く分布 腸管内で芽胞形成時に易熱性のエンテロトキシンを産生	10〜12時間	腹痛，発熱，下痢(水様便) 吐き気や嘔吐は少ない 1〜2日で回復	食肉調理品(ハム・ソーセージ)や深鍋での調理(シチューなど) 大量調理施設で作られる給食や仕出し弁当など	加熱食品の低温保存 大量調理をさける 再加熱は75℃以上で行い，食品中で菌が増えるのを防ぐ
カンピロバクター (感染型)	微好気性菌 動物の流産・下痢の原因菌 低温(4℃)には強いが，乾燥には弱い	2〜3日	腹痛 発熱(38℃程度) 数日間持続する下痢(下痢便は独特の腐敗臭)	加熱不十分な鶏肉，豚肉，牛肉料理(バーベキューなど) 学校給食，仕出し弁当，飲料水など	鶏肉，豚肉などの十分な加熱調理 生肉からの二次汚染，飲料水の汚染にも要注意
ボツリヌス菌 (毒素型)	偏性嫌気性菌 海岸，河川，湖沼の土壌に芽胞の形で分布 食品中でA〜G型の毒素を産生 A・B・E型の毒素産性菌がヒトの食中毒には重要	12〜36時間	強い吐き気や嘔吐 上腹部痛 発熱はなく，軽い下痢程度 視力障害，嚥下困難，言語障害など特有の神経症状 死亡率がきわめて高い	ボツリヌス菌芽胞に汚染された魚介類，食肉，その加工品(ハム・ソーセージ，缶詰)，いずし，真空パック食品，ハチミツなど	食肉，魚介類を使った保存食品の十分な加熱処理と低温保存(10℃以下) いずしには新鮮な魚介類を使用 摂取前の食品の加熱処理
セレウス菌 (毒素型) (感染型)	好気性の芽胞形成菌 自然界に広く分布	嘔吐型 1〜5時間	吐き気，嘔吐 症状は軽度，わが国ではこのタイプが主	米飯，焼きそば，スパゲッティなど，でん粉質の多い加熱調理食品	冷蔵または温蔵保存はしっかりと 調理済み食品はなるべく早く食べる
		下痢型 8〜16時間	下痢，腹痛 わが国ではまれなタイプ	食肉製品，弁当，プリン	
エルシニア菌 (感染型)	腸内細菌 増殖至適温度は25〜30℃ 5℃以下でも増殖可能	2〜3日	夏期に多い 下痢，腹痛，発熱の他，虫垂炎症状を示すこともある	食肉，とくに，豚肉は要注意 イヌ，ネコなどのペットからの感染もある	4℃でも発育するので流通・保存に注意 十分な加熱調理 二次汚染の防止

3 調理と盛りつけ・配膳

（1）大量調理の特性と使用機器の把握

調理は，蒸発量や余熱などの大量調理の特性を把握するとともに，使用機器の操作方法と能力をよく理解しておく．

1．焼き物	機器： スチームコンベクションオーブン ・ ティルティングパン	
	留意点	備考
1．加熱方式 　①直火式 　②間接式 　③直火式＋間接式 　　直火式＋間接式 　④火の位置 　⑤温度帯 2．食材料の選択 3．焼きむらに注意 4．表面に焦げ目がつくとき 5．塩分	 熱源の放射熱＝赤外線グリラー 天板の伝導熱・放射熱＝ティルティングパン 乾熱対流＝コンベクションオーブン 乾熱対流・湿熱対流＝スチームコンベクションオーブン 上火式・下火式・開放型・密閉型 ・250〜300℃ ・170〜180℃ ・150〜160℃ 動物性食品の加熱に合う でん粉質食品は前処理をして加熱 加熱面積を大きく，1.5〜2cm厚さがよい 凝固脱水で体積が20〜30％収縮することを考慮する 使用機器の特性を把握する 中心温度75℃以上 ・青魚の臭みの強い魚　3％ ・白身魚　1.5〜2％ ・切り身　1〜1.5％ 低鮮度品，多めに塩をふり，時間を置く 30分〜1時間	 魚塩焼き・照焼き・肉の付焼き ムニエル・ハンバーグ・グラタン・卵焼き オーブン温度は最高300℃ オーブン300℃，スチーム100℃，混用で100〜270℃ 魚塩焼き・照焼き・肉の付焼き ムニエル・ハンバーグ・グラタン 卵焼き 水が出て身がしまる 食塩中のClが魚臭成分を浸出させる

2．揚げ物	機器： フライヤー	
	留意点	備考
1．使用油 2．食材料の選択 3．分量と切り方 4．油温の管理 5．1回投入量 6．油温と時間 7．加熱済みを調理 8．吸油率を考慮	大豆白絞・なたね白絞・サラダ・ごま油 鮮度のよいもの 中心部まで加熱可能な厚みと量にする 150〜190℃ 温度変化（ポテトチップ，かき揚げ，天ぷらが顕著） 揚げ時間と仕上がり状態 油槽表面積の1/3量 周囲が焦げ，中心部まで高温加熱できない とくにでん粉食品はゆで・蒸し後に 食品の種類よりも，衣の状態による 吸油量は食材，衣の種類と量による	 投入により180℃が175〜135℃に低下 火力調整 油温と時間の調整および二度揚げで対処 天ぷら20〜30％，かき揚げ30〜62％

留意点（つづき）		備考（つづき）
9．油の劣化	揚げ鍋より揚げ物機の方が油量が減少（−5％） 酸化・変敗 油の再利用は沈降槽でオリを除いた上澄みを使用する 水分多含食品・下味品・素揚げに使用した油は使わない	
10．揚げ物の種類		
①素揚げ・唐揚げ	野菜 20〜30 g，魚・肉 30〜70 g 薄くでん粉をつける 水分を除く脱水目的（ポテトチップ） 野菜 160〜180℃・3分， 魚介 180〜190℃・1〜2分 二度揚げ 140〜150℃・5〜10分，180℃・30秒 一次加熱（肉団子・揚げだし豆腐）は手短に	素材をカラッと揚げる 素材の持ち味を生かす そのまま揚げる
②衣揚げ	野菜 20〜30 g，魚・肉 20〜40 g 野菜 160〜180℃・3分， 魚介 180〜190℃・1〜2分 グルテンの少ない小麦粉使用＝薄力粉 溶き卵は多めが理想 溶き水はできるだけ冷水を使用 小麦粉と溶き水は 10〜20人分ずつ混ぜる	材料の 18〜20％ 水 2/3（3/4），卵 1/3（1/4），小麦粉の 1.7〜1.8倍 グルテン攪拌で粘性が増す 卵はグルテン形成を妨げる 低水温はグルテン粘度低く，高水温は高い
③パン粉衣揚げ	魚・肉 60〜100 g 下味材料＋小麦粉＋溶き卵＋パン粉 卵が凝固膜をつくり，素材の旨味が外に出ない パン粉の水分が 13.6％でカラッと揚がる 小麦粉と溶き卵を混ぜてパン粉付着 フライ 180℃・2〜3分，カツ 180℃・3〜4分 冷凍食品	小麦粉 8％，小麦粉と同量のとき卵，10〜15％のパン粉 水分多く，グルテン粘度増し，衣が固い 素材と衣がはがれやすくなる 低温から揚げ，二次加熱で高温に

3．炒め物	機器： 回転釜 ・ ティルティングパン	
	留意点	備考
1．大量時の現象考慮	付着水が多いと高温確保が困難	脱水機の利用
2．高温で鍋を熱する	200℃	
3．油を十分熱する	180〜190℃	油量は湯がき葉菜 3〜4％，生 7〜10％
4．温度低下を回復	材料を入れて 5分以内に 170℃に	
5．手早く炒める	3〜5分で炒める	1回量を設定する
6．油通し	素材を 140℃に 30秒〜1分 30秒油中へ	放水，付着水を除く操作

4．煮物	機器： 回転釜 ・ ティルティングパン	
	留意点	備考
1．大量時の現象考慮	煮くずれ・水っぽさ・味の不調和	
2．食材料の大きさ	火の通りやすい食材は大きめに切る	
3．ひと鍋の煮込み量	自重による煮くずれを防止するため鍋の容量の 70％程度	
4．煮汁の量	味を浸透させる必要量と残り量の濃度	

留意点(つづき)		備考(つづき)
5. 調味料と調味時期		
①調味	撹拌時に投入する	砂糖から順に投入
②ある程度煮えてからの調味	浸透しやすいが大量では過熱を招く	
③味の浸透	余熱利用	20kgのいもは消火後ふたをして95℃10分持続
6. 緩慢な温度上昇加熱	大量調理の煮物の特徴	
7. 加熱時の煮汁量	煮汁多80％, 少20％	
8. 出来上り時の煮汁量	料理と煮汁の有無	おでん多／煮魚有／いりどり無
9. 蒸発量	20％煮汁は加熱中の落としぶた	
10. 撹拌	加熱後15～20分以後は避ける	
11. 加熱時間	2～3分の加熱超過で煮くずれる	
12. 真空調理法	低温加熱により仕上がりがきれい	

5. 汁 物	機器： 寸胴鍋 ・ スープケトル	
	留意点	備考
1. 塩分濃度		
①実の少ない汁物	0.8～0.9％	
②実の多い汁物	1～1.2％	
③清し汁	0.9％が好まれるが, 食事では薄い	
④みそ汁	1.2％　〃	
⑤食塩相当量	・塩	99.1％
	・しょうゆ	こいくち14.5％, うすくち16％, 白14.2％
	・味噌	甘口6.1％, 白12.4％, 赤13％
2. 塩味の調整	配食時間により濃いめに調製する	
	塩を入れ加熱すると濃度変化が少ない	
3. 実の選択配合と分量	豆腐・わかめ・いも・根菜・葉菜・豚肉	
4. 汁と実の量のバランス	150・180・200・230cc	
5. 適温配食		
6. できあがり容量	実の量と水の増加量, 蒸発量で変動	
	生せん切り80～100％増加	
	炒めせん切り60％	
7. 蒸発量	火力・加熱時間・水量で異なる	
	鍋の形・ふたの有無で異なる	
	ふたをせず, 嫌悪な香気成分を揮発	
8. 標準化	味の恒常化	
9. 調製後の経過時間(60分の場合)	豆腐12％低下	
	じゃがいも7％低下	
	キャベツ5％低下	
10. 喫食適温	65～75℃	
	盛りつけ時の温度は80℃以上必要	ウォーマーテーブル80～90℃
11. 出来上がり温度	95～98℃	98℃
	食缶に移すと6～7℃低下	91～92℃
	盛りつけにより70～75℃になる	75℃
	食器に盛りつけ1分後　5～10℃低下	65～70℃
	〃　3分後15℃低下(室温20～25℃)	50～55℃
12. 出し汁の旨味		
削り節	削り節	出し汁に対して　1～3％
削り節と昆布	削り節と昆布	1～2％ ・ 昆布0.5％
二番出し	二番出し	2～3％
煮干	煮干	2～3％
複合調味料	複合調味料	0.05～0.06％

留 意 点（つづき）	備 考（つづき）	
鶏がら	鶏がら	5～10％
洋風・香味野菜	洋風・香味野菜	2～3％
華風・香味野菜	華風・香味野菜	3～4％
即席スープの素	即席スープの素	0.5～1％
グルタミン酸ソーダ	グルタミン酸ソーダ	食塩の10％，汁の0.05～0.1％

6．ご飯物	機器： 炊飯器	
	留 意 点	備 考
1．炊飯とは	・水分15％の米を65％の飯にすること ・米のでん粉をα化するに必要な熱を加えること	
2．炊飯の工程		
①計米	1釜5～7kg炊き	1回量は炊飯能力の70～80％にし，炊きむらを防ぐ
②洗米	1回4～5分，米3～5kg	
③水きり	10～12％付着	
④加水量の計量	水は蒸発量6～10％を考慮して米の1.4重量倍	すし，カレーライス用などは1.3～1.35重量倍
⑤浸水	洗米から水きりまで30分の経過時間を配慮	
⑥加熱	α化に要する時間98℃20分	水から沸騰するまで10～13分がよい（5kg炊飯時）
⑦蒸らし	10分以上	マイコン式は点火から25分後，蒸らし15分を要する 手動時は5kgの場合，強火18分，弱火5分を目途にする
3．炊き込み飯		
①さくら飯を炊く	塩分は米の1.5％，加水量は調味液量を差し引く	
②別鍋で煮た具材のみを飯に混ぜ込む	具材の塩分量は0.6～0.8％	具材と一緒に炊き込むと対流が起きにくく，うまく炊けない
③別鍋で煮た具材の煮汁を飯に加えて，炊き上がったら具材を混ぜ込む	加水量は加える煮汁分を差し引く	
④バターライス	油は米の7％，塩分量は0.6～0.7％，加水量1.0重量倍	洗米して水切り30分後，7～8分炒める

大量調理機器の使用例

使用機器	コンビオーブン	ブラストチラー	コンビオーブン	ブラストチラー	コンビオーブン	ブラストチラー
日付	10/26	10/26	11/2	11/2	11/2	11/2
食材名	冷凍さやえんどう	冷凍さやえんどう	冷凍いんげん	冷凍いんげん	冷凍ほうれんそう	冷凍ほうれんそう
食材量	500g	500g	2kg	2kg	6kg	6kg
調理モード	スチーム	ソフトチル	スチーム	ソフトチル	スチーム	ソフトチル
設定温度	100℃	10℃	100℃	20℃	100℃	20℃
加熱時間	2分	5分	4分	7分	5分	13分
中心温度	85℃	10℃	82℃	20℃	81℃	20℃
鉄板の種類	穴あき	穴あき	穴あき	穴あき	穴あき	穴あき
できあがり図						
備考		〈考察〉比較的色よく加熱でき た。ゆでる場合と比較して、①水が節約できる ②水を及ぶ労力を削減できる ③冷却時の運搬距離も短く、冷却も速やかに行うことができる			穴あき1枚につき、2kgの半解凍状態のほうれんそうをほぐしてくいれる	

（2）冷凍食品の取り扱い

1．給食用食材としての冷凍食品
冷凍食品は，以下に挙げる理由から給食用献立に適した食材である．
① 製品メーカーの衛生的に管理された製造工程の中で，新鮮な食材あるいは調理加工品を急速冷凍することにより微生物の活動もなく，風味や栄養が長期に保たれている．
② 製品の徹底した時間・温度管理による保管・運搬がなされている．
③ 前処理がしてあるため，下調理が不要で，廃棄部分などの生ゴミもなく衛生的である．
④ 形や重量，調理方法などが規格化されているため，一定品質の料理が確保できる．
⑤ 調理加工品は，多種食材の発注が不要で業務の簡素化をはかることができる．
⑥ 調理時間の短縮が可能である．
⑦ 種類が豊富で，季節や天候による価格の変動も少ないため，献立計画が立てやすい．
⑧ 調理員の特別な調理技術が不要である．
⑨ 調理作業のマニュアル化をはかりやすい．
⑩ 廃棄ロスが少なく，標準化しやすいのでコスト管理がより正確になる．

2．検収時の注意
① 包装物は水濡れ厳禁で，濡れた台の上に置いたり，水滴を落としたりしないこと．
② 包装が傷んでいないこと．
③ 認定証マークがついていること．
　　冷凍食品を購入する際には，日本冷凍食品協会の定めた指導基準に適合した製品として，認定証マークがついていることを確かめる．
④ 品名・原材料・内容量・調理法・保存温度・製造者名・製造年月日などの表示があること．
⑤ 品温が－18℃以下であること．
⑥ しっかり凍っていること．
⑦ 包装の内側や食品に霜が極端についていないこと．
⑧ 食品の一部が乾燥して白っぽくなっていないこと．
⑨ 食品が油焼けなどで変色していないこと．
⑩ 個々の食品がくっついていたり，破損，形くずれがないこと．

3．保管および使用時の注意
① 冷凍食品は迅速に検収し，ただちに－18℃以下の冷凍庫に入れて保管すること．
② 十分に冷気循環ができるように，庫内壁面とのあいだに5～10 cm程度の空間を設けること．
③ 開封したら使用する分だけ取り出し，残りはポリ袋などでしっかり包みなおすこと．
④ いったん解凍しかけて品温の高くなった冷凍食品は，品質を損なうので決して再凍結せずに使い切ってしまうこと．

4．解凍または使用方法
① 野菜類
　　a．解凍は，漬物以外は凍ったままの状態で直接加熱する．
　　b．漬物以外の野菜類は，凍結前に80％程度の加熱（ブランチング）をして急速凍結してあるので，生から調理するときよりも加熱時間を短縮する必要がある．
② 果実類
　　a．解凍は，ビタミンCの酸化を防ぐために包装のまま自然解凍し，半解凍の状態で提供する．
　　b．半解凍の果実をミキサーにかけてから提供するのもよい．
　　c．冷凍濃縮果汁は，包装のまま自然解凍または流水につけて解凍するが，振動を与えてやると解凍速度が

早まるだけでなく、均一に解凍できる。
  d．解凍すると栄養価の損失が早いので、供食時間に合わせて必要量だけ解凍すること。
③ 調理冷凍食品
  解凍は、茶碗蒸し以外は凍ったままの状態で直接加熱する。
④ 菓子類
  ゼリー・プリン・ケーキなどは、供食時間に合わせて自然解凍するが、添加した糖分量で解凍時間が異なるので、説明書をよく読み、メーカーに確認をとるなどする。
⑤ 生もの
  a．魚類や肉類の解凍は、調理前の準備としての「もどし」をする。
  b．包装のまま室温で自然解凍、または5℃前後の冷蔵庫内で低温解凍する。低温解凍では、10～12時間以上かかる。
  c．周囲がやわらかくても中心部分が凍っている程度の半解凍状態がよく、もどし過ぎないこと。
  d．半解凍状態にもどしたら、時間を置かないで早急に調理する。
  e．凍結状態や半解凍状態の魚類や肉類に、酒、塩などの調味料や、こしょう、ナツメグなどの香辛料、牛乳などをふりかけて解凍を進めると、味が浸透しておいしく調理できる。

冷凍食品の解凍と使用方法

食材名		解凍方法と注意点
野菜類	1．かぼちゃ、ごぼう、にんじん、さといもなど	・沸騰させた2倍量の調味液に入れ、煮くずれしないように不必要な撹拌をさけて弱火で加熱し、再沸騰したのち3～4分程度煮ふくめる。 ・蒸す場合は、天板一段ごとに並べ入れて9～10分程度加熱するが、加熱後に調味液で調味すると煮くずれしやすいため、塩をふる程度の料理に向く。
	2．グリンピース、カーネルコーン、ミックスベジタブルなど	5倍量の熱湯で3分程度加熱し、素早く流水で冷却し、十分に水切りして調理に用いる。
	3．アスパラガス、いんげん、きぬさや、カリフラワー、ブロッコリー、ほうれんそう、めキャベツなどの形状の大きいもの	袋ごと流水につけて半解凍したのち、2.と同様の方法を用いて二段解凍をする。
	4．軸つきコーン	蒸すよりゆでてから軽く焼いたほうが硬くならなくてよい。また、凍ったままで200～220℃のオーブンで20分程度焼く方法もよい。
	5．えだまめ、そらまめなど	2％程度の塩を加えた熱湯でゆでると風味が増す。
	6．フレンチフライドポテト	①軽く揚げてあるタイプ ・140℃程度に熱した3倍量の油にポテトを入れ、油温が110℃程度に下がった状態をキープして10分程度揚げる。そこから3分間で130℃程度まで上げ、さらに170℃程度に達したらきつね色になるまで30～60秒ぐらい揚げる。油槽から取り出し、バットに薄く広げて油切りする。なお、油温が170℃以上になるとポテトに焦げが見られるようになるので注意する。国産品は①のタイプが多い。 ②十分に揚げてあるタイプ ・170℃程度に熱した3倍量の油にポテトを入れ、2～3分程度揚げて油槽から取り出し、先と同様にして油切りする。
	7．漬物	冷蔵庫内または室内で自然解凍する。

冷凍食品の解凍と使用方法（つづき）

食 材 名		解 凍 方 法 と 注 意 点
調理冷凍食品	1．コロッケ・フライ・カツ・天ぷらなど	・170℃程度に熱した油に油槽表面積の1/3程度の食材を入れ，表面がきつね色になって少し焦げ目がついてきたら静かに裏返し，油温を調節しながら同様の色になるまで揚げ，油槽から取り出してバットに立て，油切りする． ・油温が160℃以下であると形が壊れ，いわゆるパンクを生じやすい．また，調理冷凍食品は中心温度が70℃程度で仕上がるものが多く，衛生管理マニュアルでは75℃に達してから1分以上加熱することになっているため，油温が高すぎると中心まで火が通らないうちに表面が焦げたりするので油温の調節には十分に注意する．
	2．ハンバーグ	・油をひいたティルティングパンの鍋底の表面温度を160℃程度に加熱し，食材を並べて2分程度焼き，反転させてふたをし，2〜3分程度蒸し焼きする．なお，コンベクションオーブンを用いる場合は，200℃に加熱し，油をひいた天板に食材を並べて5分程度焼く． ・煮込む場合は，ハンバーグソースを回転釜に入れて加熱し，食材を加えて煮込むが，煮くずれに注意して扱う．
	3．シュウマイ・餃子・中華まんなど	・蒸す場合は，97〜100℃のスチームで8〜9分加熱する．なお，調理温度が70℃より低いとでん粉質のα化が不十分であり，加熱しすぎるとでん粉が過度に膨潤するなどしておいしく仕上がらない． ・ゆでる場合は，鍋に2％の塩を入れて沸騰させ，強火で5分程度ゆで，素早く引き上げて冷却する． ・焼く場合は，油をひいたティルティングパンを120〜130℃程度に熱して食材を並べ，食材の半分ぐらいまで浸る水を加えてふたをして3分程度弱火で加熱し，水気がなくなり，皮に焦げ目がつくまで焼く．調理中に食材を動かすと皮が破れるので注意する．
	4．ピザ・グラタン	オーブンを200〜220℃に加熱し，食材を天板に並べ，ピザは8〜10分程度，グラタンは20分程度焼く．
	5．茶碗蒸し	包装のまま自然解凍（流水中なら15〜20分程度）し，完全に解凍したら茶碗に移し，よく攪拌してからふたをして85〜95℃のスチームで15〜20分程度加熱する．
生もの	1．イカ，エビなど	解凍を急ぐ場合は，袋のまま流水につけてもどす．
	2．天ぷら用	水っぽさを防ぐために，包装から出して乾いた布巾やタオルに包んで低温解凍する．
	3．刺身用	3％程度の食塩水に浸して固く絞った布巾で包装から出した食材を包み，低温解凍すると，つやがよく，身の締まった状態でもどせる．

（3）盛りつけ・配膳

1．1人分盛りつけ量

料理のできあがり全重量が測定できる場合には，測定量から1人分の盛りつけ量を算出するが，測定ができない場合には，用いた食材の1人分純使用量の合計値（＝算定基礎）を盛りつけの目安量とする．また，全体量を目安で等分して，その等分量を相当する人数分に分配する方法もある．盛りつけ時は，いずれの場合も食器を必ず同数分だけ用意して盛りつけ量を調整して，過不足をなくすことを心がける．汁物などは具材が底に沈みがちなので攪拌しながら盛りつける．

2．冷食・温食管理

冷食品は10℃以下で，温食品は65〜70℃程度で保管して，適温を意識した食事サービスを心がける．汁物にあっては90℃程度で保管する．また，温食品や飯，汁などは喫食者と対面してから盛りつけ，それ以外はウォーマー内で保管したり食缶にふたをするなどして温度低下を防ぐ．

4 帳票管理

（1）検収記録簿

平成　年　月　日（　）　　　　　科　年　組　班　No.

納入業者名	納入時刻	納入食品名	品温(℃)	鮮度	異物	生産地名	期限表示	包装形態	配送状態	備考	検収者
	:										
	:										
	:										
	:										
	:										
	:										
	:										
	:										
	:										
	:										
	:										
	:										
	:										

（2）納品単価表

納入された食品について納入量と納入金額を確認し，納品時の単価(円/kg)を計算する．

平成　年　月　日（　）時間（　：　）　　　　　　　　　　　　　　　科　年　組　班　　No.

店　名	食　品　名	発注量(kg)	納入量(kg)	納入金額(円)	単　価(円/kg)	備　考
【例】						
○○商店	豚ばらスライス肉	2.6	2.6	2,550	981	
	冷凍ロールいか	2.1	2.15	1,600	744	
△△青果	はくさい	6.5	7.0	951	136	
	たまねぎ	3.3	3.38	361	107	
	にんにく	0.16	0.2	320	1,600	
	りんご	25 個	8.2(23 個)	1,875	229	2 個不足

- 店名欄：各業者ごとに記入
- 発注量(kg)：発注書(控)から転記する
- 納入量(kg)：実際に秤で計った重さ　※個数発注した食品は，重さと個数も計量し，記入する
- 納入金額(円)：業者からの納品書の金額を記入
- 単価(円/kg)：$\dfrac{納入金額(円)}{納入量(kg)}$ で計算する　※納品書の単価を記入してはいけない　※四捨五入して整数で記入

注）納品書の内容および分量などが発注書(控)と違っている場合は，業者に連絡する．

（3）実施献立表

実際に食べた分量の栄養価計算を行う．

平成　年　月　日（　）　　　　　　　　　　　　　　　　　　　　　　　　　　予定食数（100）食

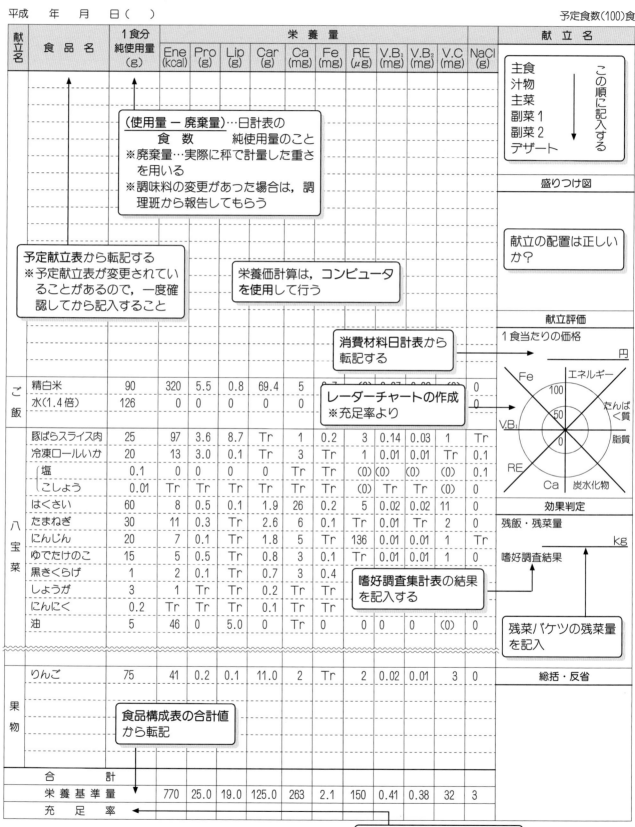

献立名	食品名	1食分純使用量（g）	Ene (kcal)	Pro (g)	Lip (g)	Car (g)	Ca (mg)	Fe (mg)	RE (μg)	V.B₁ (mg)	V.B₂ (mg)	V.C (mg)	NaCl (g)
ご飯	精白米	90	320	5.5	0.8	69.4	5						0
	水（1.4倍）	126	0	0	0	0	0						0
八宝菜	豚ばらスライス肉	25	97	3.6	8.7	Tr	1	0.2	3	0.14	0.03	1	Tr
	冷凍ロールいか	20	13	3.0	0.1	Tr	3	Tr	1	0.01	0.01	Tr	0.1
	塩	0.1	0	0	0	0	Tr	Tr	(0)	(0)	(0)	(0)	0.1
	こしょう	0.01	Tr	Tr	Tr	Tr	Tr	Tr	(0)	Tr	Tr	(0)	0
	はくさい	60	8	0.5	0.1	1.9	26	0.2	5	0.02	0.02	11	0
	たまねぎ	30	11	0.3	Tr	2.6	6	0.1	Tr	0.01	Tr	2	0
	にんじん	20	7	0.1	Tr	1.8	5	Tr	136	0.01	0.01	1	Tr
	ゆでたけのこ	15	5	0.5	Tr	0.8	3	0.1	Tr	0.01	0.01	1	0
	黒きくらげ	1	2	0.1	Tr	0.7	3	0.4					
	しょうが	3	1	Tr	Tr	0.2	Tr	Tr					
	にんにく	0.2	Tr	Tr	Tr	0.1	Tr	Tr					
	油	5	46	0	5.0	0	Tr	0	0	0	(0)	0	
果物	りんご	75	41	0.2	0.1	11.0	2	Tr	2	0.02	0.01	3	0
	合計												
	栄養基準量		770	25.0	19.0	125.0	263	2.1	150	0.41	0.38	32	3
	充足率												

献立名：主食／汁物／主菜／副菜1／副菜2／デザート　この順に記入する

盛りつけ図：献立の配置は正しいか？

献立評価：1食当たりの価格　　円

効果判定：残飯・残菜量　　kg／嗜好調査結果

総括・反省

充足率 = $\dfrac{\text{合計}}{\text{栄養基準量}} \times 100$
※90〜110%の範囲内がよい

（4）給食材料消費日計表

1日の食品使用量を記入し，1人当たりの実材料費を算出する．

平成　年　月　日（　）　　　　　　　　　　　　　　　　　　　　　　　　　　　　予定食数（100）食

食品群	材料名	全体使用量(kg) 使用量	全体使用量(kg) 純使用量	kg当たり単価	全使用金額	食品群	材料名	全体使用量(kg) 使用量	全体使用量(kg) 純使用量	kg当たり単価	全使用金額
穀類	米	9.0	9.0	330	2,970						
いも類およびでん粉類	かたくり粉	0.4				その他の野菜類	はくさい	7	6.1	136	952
							たまねぎ	3.38	3.08	107	362
砂糖類							ゆでたけのこ	1.5	1.5	321	482
							黒きくらげ	0.1	0.1	520	52
油脂類	サラダ油	0.5	0.5	213	107		しょうが	0.53	0.45	385	204
	ごま油	0.1	0.1	679	68		にんにく	0.2	0.16	1,600	320
豆類						果実類	りんご	8.2	7.5	229	1,878
魚介類	冷ロールいか	2.15	2.1	744	1,600						
肉類	豚ばらスライス	2.6	2.55	981	2,551	海草類					
						野菜漬物類					
卵類						菓子類					
乳類	牛乳					調味嗜好品類	塩	0.08	0.08	72	6
							酢				
							酒	0.4	0.4	458	183
緑黄色野菜類	にんじん	2.4	2.09	227	545		こしょう	0.001	0.001	834	1
	冷えんどう	0.5	0.5	350	175		鳥がらスープの素	0.2	0.2	1,600	320
							しょうゆ	0.3	0.3	127	38
						強化食品類					
献立名 ・ご飯 ・八宝菜 ・りんご						合計					

1人分の金額 = 全使用金額 / 食数 = （　　　）/（　　　） = 　　　円　　　銭

使用食器類

（飯碗）　（汁椀）　（仕切り皿）　（スープ皿）　（小鉢）　（小皿）　（　　　）

注記:
- 食品群別に記入（食品分類早見表参考）
- 使用量－廃棄量　※廃棄量は調理班から報告してもらう　※純使用量の値は，栄養出納表でも使用するため，正確に記入すること
- 使用量×単価（kg）（円）
- 納品単価検収表・備蓄食品価格表から転記
- 廃棄量がわからない食品に関しては成分表の廃棄率（％）を使用する【例】温州みかんの皮など
- ○○○円△△銭まで計算する
- 主食 → 汁物 → 主菜 → 副菜1, 2 → デザートの順に記載する

(5) 検 食 票

- 検食とは，調理後の食事を栄養，衛生，盛りつけ量，嗜好などについて点検し，検食票に記録して給食内容改善の資料にするものである．
- 検食票は，一定の形式で少なくとも次の点を記録する．
  ①日付，②天候，③献立名，④栄養量，⑤評価，⑥検食責任者捺印
- 献立の評価を行う．
  給食を提出する時までに年月日，献立名，栄養量，栄養素比率計算をあらかじめ記入して，検食とともに提出する．

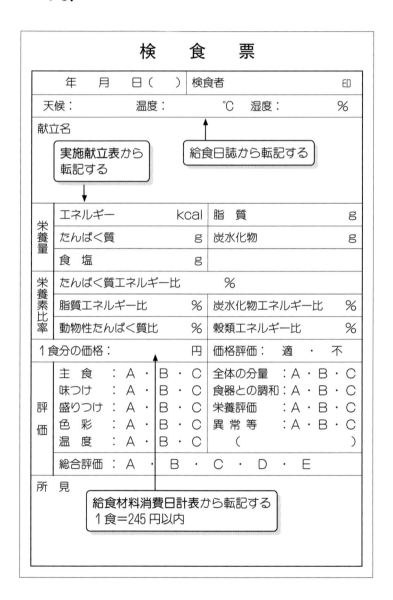

（6）給食日誌

給食（実習）の記録．今後へ生かすための資料とする．

実施日： 月 日（ ）	天候：	気温： ℃	湿度： ％	担当教員：	印
実習担当学生	科 年 組	班	計 名	記載者氏名	

献 立 名	担当学生（○印班長）	栄養素 etc.	1人当たり給与栄養量	1人当たり栄養基準量	過不足率（％）
		エネルギー	kcal	kcal	％
		たんぱく質	g	g	％
		脂　質	g	g	％
		Ca	mg	mg	％
		Fe	mg	mg	％
		RE	μg	μg	％
		V.B₁	mg	mg	％
		V.B₂	mg	mg	％
		V.C	mg	mg	％
		食塩	mg	mg	％
		穀類エネルギー比	％	動物性たんぱく質比	％
		たんぱく質エネ比	％	脂質エネルギー比	％

- 天候，気温，湿度は11時の時点での値を記録する
- 主食／汁物／主菜／副菜1／副菜2／デザート　この順に記入する
- 実施献立表から転記する
- 食品構成表の合計値を転記する
- $\left(\dfrac{給与栄養量}{栄養基準量} \times 100\right) - 100$　※±10％の範囲内がよい

効果判定

予定喫食数：＿＿＿＿食　　欠席者分：＿＿＿＿食
残飯・残菜バケツ：＿＿＿＿kg　食器返却槽：＿＿＿＿kg　1人分材料費：＿＿＿＿円
嗜好調査結果：

- 嗜好調査集計用紙をまとめる
- 残菜バケツおよび食器返却槽部の残菜量
- 給食材料消費日計表から転記

衛生記録

検便検査：　← 検便検査で陰性であった学生のみ実習を行っているので，**検査済み，陰性**と記入
爪の検査：　← 実習前に必ず点検を行っているので，**点検済み**と記入
指輪・イヤリング検査：　← 実習前に必ず点検を行っているので，**点検済み**と記入

事故記録

やけど：
切り傷：
その他：
遅　刻：
欠　席：

機器の故障・破損：

- 何人いたか？＿＿＿＿人　該当者がなければ，「なし」と記入
- あれば，何がどのように故障・破損したかを記入　なければ「なし」と記入

反　省

（7）栄養出納表（練習用）

上旬，中旬，下旬それぞれの平均栄養価をみる（旬報ともいう）．

日付		月日	月日	月日	月日	月日	月日	月日	月日	月日	月日	総計 (kg)	1人( )食当たり (g)	荷重平均1人( )食当たり給与栄養量 1人( )食当たり								
献立名		ご飯 八宝菜 りんご												エネルギー (kcal)	たんぱく質 (g)	脂肪 (g)	カルシウム (mg)	鉄 (mg)	ナトリウム (mg)	ビタミン		
給食数（食）		100																		RE (μg)	B₁ (mg)	B₂ (mg)	C (mg)
食品群別		純使用量 (kg)	純使用量 (kg)	純使用量 (kg)	純使用量 (kg)	純使用量 (kg)	純使用量 (kg)	純使用量 (kg)	純使用量 (kg)	純使用量 (kg)	純使用量 (kg)												
穀類	米類	9.0																					
	小麦類																						
	その他の穀類																						
いも類	じゃがいも	0.4																					
	その他のいも類	0.2																					
砂糖類		0.6																					
油脂類																							
豆類	大豆	2.1																					
	大豆製品																						
	その他の豆類																						
魚介類	生物	2.55																					
	干物																						
	加工品																						
肉類	精肉																						
	加工品																						
卵類																							
乳類	乳																						
	脱脂粉乳																						
	乳製品																						
野菜類	緑黄色野菜	2.59																					
	その他の野菜類	11.39																					
	果実類	7.5																					
	海草類																						
	野菜漬物類																						
菓子類																							
調味嗜好品	しょうゆ	0.3																					
	食塩	0.08																					
	その他	0.6																					
強化食品																							

エネルギー kcal
たんぱく質 g
穀類エネルギー比 ％
動物性たんぱく質比 ％
脂質エネルギー比 ％

食塩相当量（　）g

- 1回の実習で一列記入する
- 給食数の合計値
- 給食材料消費日計表の純使用量を転記する
- 総計(kg)×1,000 ÷ 延食数 = 整数 （1g以下の物は，小数点以下第1位まで）
- 荷重平均成分表を用いて計算する

（8）栄養月報

1か月の栄養摂取バランスをみる．

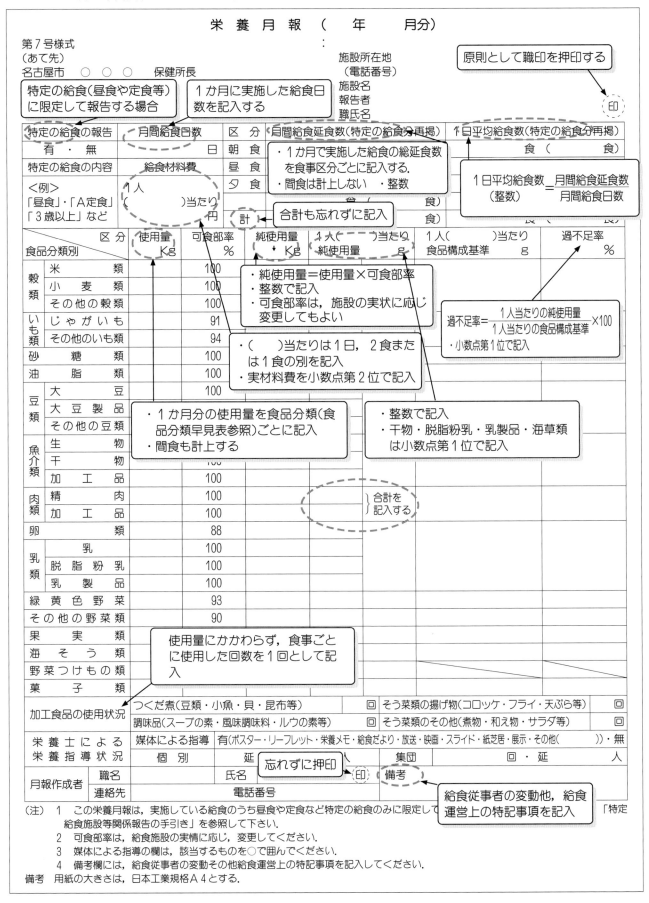

(9) 実習引継書

平成　年　月　日（　）　　　　　　　　学科　年　組　氏名

	機器名	使用の有無	電源元栓	掃除	チェック		機器名	使用の有無	電源元栓	掃除	チェック
下調理室	ピーラー（掃除）					パントリー	コールドケースユニット				
	包丁まな板殺菌庫（スイッチON）						ホットテーブル①				
	器具消毒保管庫（スイッチON）						ホットテーブル②				
	洗米機（掃除）			／			電磁調理器				
	床・側溝			／			ホットテーブル③				
	シンク・調理台			／			卓上ウォーマー				
							電子レンジ				
							器具消毒保管庫（スイッチON）				
洗浄室	食器洗浄機						ホットストッカー				
	残菜かご			／			床・側溝			／	
	下膳部センサー			／			シンク・調理台			／	
	食器消毒保管庫①トレー用（スイッチON）					検収室	検収用移動台				
	食器消毒保管庫②（スイッチON）						電子秤				
	食器消毒保管庫③（スイッチON）						保存食用冷蔵庫				
	床・側溝			／		食品庫	食品棚				
	シンク・移動台・調理台			／			電子秤				
							移動台				
本調理室	器具消毒保管庫①（スイッチON）						調理前室				
	冷水チラー						汚染区域前室				
	ブラストチラー						残菜置き場				
	真空調理器						ホール				
	コンビオーブン						シャッター				
	フライヤー										
	ティルティングパン										
	回転釜										
	電気回転釜										
	炊飯器										
	器具消毒保管庫②（スイッチON）										
	包丁まな板殺菌庫（スイッチON）										
	フードスライサー										
	フードプロセッサー										
	ガスレンジ										
	シンク・調理台			／							
	床・側溝			／							

(10) 今日の献立

本日の献立

- ご飯
- みぞれ汁
- 鶏もも肉の照り焼き
- ほうれん草と大根のお浸し
- かぼちゃのムース

エネルギー： 726 kcal
タンパク質： 27.4 g
脂質： 18.8 g

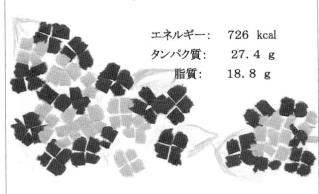

MENU

ごはん
野菜スープ
ピザ風ハンバーグ
温野菜
フルーツヨーグルト

エネルギー： 738 kcal
タンパク質： 26.5 g
脂質： 20.5 g

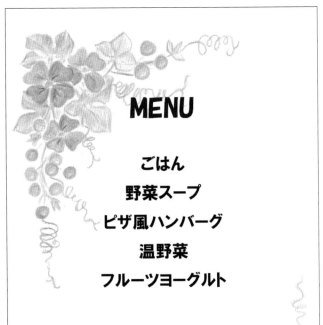

今日のメニュー

コッペパン
ホワイトシチュー
海草サラダ
オレンジヨーグルトゼリー

エネルギー　751kcal
たんぱく質　25.8g
脂質　21.1g

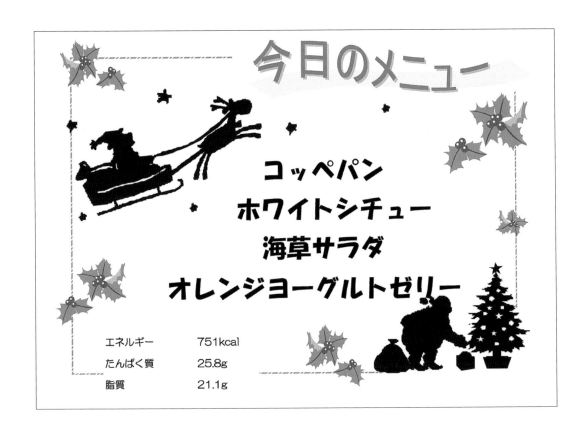

5 栄養教育

(1) 栄養メモ

食物繊維&ミネラル&ビタミンで美を作ろう♥

海藻サラダ

海藻は、低カロリーでミネラルが豊富です。
ミネラルには、たくさんの種類がありますが、その所要量は、どれも微量です。
しかし、ミネラルを甘く見てはいけません！
ミネラルが不足すると、新陳代謝がうまく調節できず、健康を維持できなくなります。
また、海藻には食物繊維も含まれます。
食物繊維には水溶性と不溶性があり、それぞれ異なった働きをしています。

- 水溶性食物繊維・・・海藻独特のヌルヌル。
  これが腸内をゆっくり移動し、栄養の吸収を穏やかにさせます。
  コレステロールの吸収を妨げるなど、生活習慣病予防が期待できます。
- 不溶性食物繊維・・・芋や野菜などにも含まれる繊維質。
  腸壁を刺激し、腸の働きを活発にさせ、有害物質の排泄作用があります。
  また、繊維を多く含む食品は、良く噛む物が多く、あご・歯茎も丈夫にします。

新陳代謝の活性・生活習慣病の予防で、体の中からキレイになろう！！

オレンジヨーグルトゼリー

オレンジ

皆さんもご存知、ビタミンCが豊富に含まれます。
ビタミンCは、メラニン色素の生成抑制や、コラーゲン合成にも深く関わっています。
ただし、ビタミンCは熱や空気に弱く、喫煙・ストレスで減少するデリケートなビタミンですので、果物・野菜などは生のまま、切ったらすぐに食べる方が良いです。

ビタミンCで美肌を目指そう！喫煙・ストレスは美容の大敵です。

ヨーグルト

ミネラルの一つ、カルシウムとリンが、ほぼ1:1の割合で含まれています。
これは、カルシウムを効率良く吸収するのに理想的な割合です。
乳製品・牛乳のカルシウムは、吸収率約50%と、吸収されやすいのも特徴です。
カルシウムといえば骨ですが、その他に神経のいらだちを抑え、精神安定の働きもあります。

最近、イライラやストレスを溜めていませんか？？
ストレス解消に飲むなら、お酒よりも、乳飲料がオススメですよ！

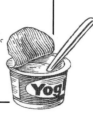

（2）メッセージカード

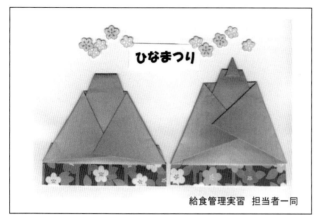

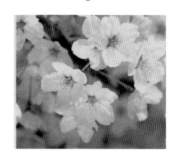

＊折り紙の折り方はp.101参照

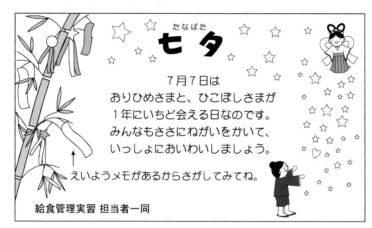

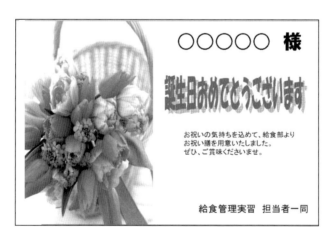

（3）イベント例

① オープンキャンパスの来校者へのランチサービス
② 給食メニューコンテスト入賞チームによる学園祭での巨大模擬店
③ 教育懇談会での父兄などへのランチサービス
④ 近隣老人会との「一緒にランチ」

折り紙の折り方

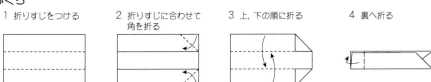

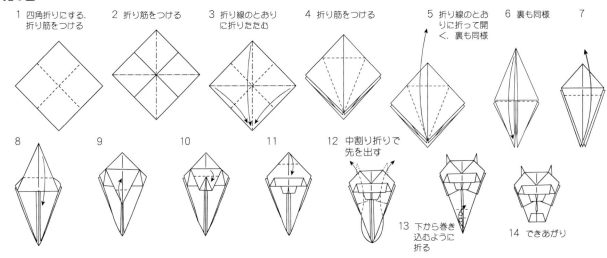

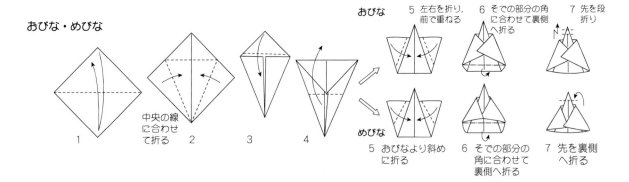

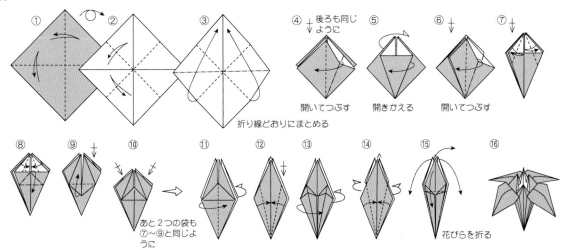

（布施知子：小箱につめる12ケ月 春夏，筑摩書房，2003）
（小林一夫監修：大きな活字の実用折り紙百科，新星出版社，2002）

（4）給食だより

給食だより 〔6月号〕

平成××年6月1日発行
食物栄養学科栄養士専攻2D

梅雨入りって、いつから？？

6月は梅雨の季節。今年の梅雨入りは例年に比べ、やや遅いようです。さて、日本の平均的な梅雨入り・梅雨明けはいつでしょうか？

沖縄の梅雨入りから東北の梅雨明けまで、約2ヶ月のようですね。

室内で過ごす事が多くなりがちですが、適度な運動も忘れずに、梅雨を乗り切りましょう!!

沖縄・東海・東北の梅雨入り梅雨明け(平均)		
地域	梅雨入り	梅雨明け
沖縄地方	5月8日	6月23日
東海地方	6月8日	7月20日
東北北部	6月12日	7月27日

ジメジメ季節、食中毒にはご用心！

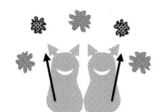

梅雨は気温と湿度が高く、カビの他に、食中毒も起こりやすいので、家庭での食材の扱いには注意が必要です。

食中毒の中で、とりわけ発生の多いのが細菌性食中毒です。

食中毒は家庭の食事からも、もちろん発生します。今回は、家庭でできる食中毒予防についてご紹介します。

> 食中毒予防の三原則は、食中毒菌を「付けない、増やさない、殺す」です。
> これらのポイントをきちんと行い、家庭から食中毒をなくしましょう。

- ●食品の扱い…新鮮なものを選び、要冷蔵・冷凍食品の購入は買い物の最後。寄り道は禁物です！
  - と保存　　ドリップが漏れないようにし、他の食品の汚染を防止！
  - 　　　　食品を扱う前後は手洗いをし、要冷蔵・冷凍食品はすぐに冷蔵・冷凍保管。

- ●下準備…調理台,ふきん,器具や手は清潔に。(肉・魚・卵を扱った後は特に注意！)
  - と調理　調理では、食材に十分に火を通し、食材を室温で放置しないこと！
  - 　　　　解凍は、冷蔵庫やレンジを使い、冷凍・解凍の繰り返し,自然解凍はしない！
  - 　　　　　　　（菌の増殖に繋がります。）

- ●食　事　…食べる前にも手洗いをしっかりと！
  - 　　　　温かい料理は温かいうちに、冷たい料理は冷たいうちに食べましょう。

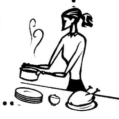

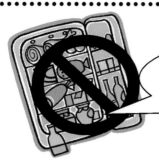

> 冷蔵庫の詰めすぎに注意！
> 細菌の多くは10℃で増殖速度が低くなり、−15℃で増殖停止します。
> しかし、菌は死んでいません!! 食品は早めに使い切るようにしましょう。

6 調査

(1) 廃棄量調査

予定献立では食品成分表の廃棄率を用いるが，実際の廃棄量を調査して，成分表との差の比較や実施した献立の栄養量を算出する．また，納入食材の良否や調理者技術などの評価にも用いる(p. 105 表参照)．

(2) 欠食調査

欠食など，何らかの理由により提供されずに残った皿数を料理ごとに確認し，記録する．予定食数に対する欠食率を求め，残食調査および嗜好調査結果と合わせて評価，検討する．

(3) 残食調査

料理ごとに残菜バケツを準備し，最終的に食べ残された食材と量を調査し，記録する．

$$残食率(\%) = (残食量/[できあがり総量－盛りつけ残量]) \times 100$$

(4) 作業調査

給食は，喫食者に対する接客サービスおよび食事内容などトータルでの品質が顧客満足を決定する．このことは，人的関与が大きく，同一水準を維持することが困難なため，徹底した標準化とマニュアル化による品質の均一化が最重要の管理要素になる．

そのため，以下のような項目が改善目標として挙げられる．実習では管理班が担当していずれかの調査が実施できるように，調査項目，方法などについて十分に検討し，実施前日までに必要なものを準備しておく．

① 効率化……ムダの排除による作業時間の軽減や作業効率の向上
② 品質向上……機器設備の整備と什器保管管理
③ 提供時間の厳守……効率化により遅れを未然に防止
④ 安全性向上……危険箇所の予防措置による作業者の事故防止
⑤ 方法研究
 a．作業工程分析……生産工程や作業方法の調査・分析(フローダイヤグラム)
 b．タイムスタディ……作業を構成単位に分割し所要時間を改善
 c．作業動線と動作……ムダな作業を排除
 d．疲労度調査……作業者の疲労の度合いによる，実施した献立内容の検討と改善

(5) 調理能力調査

調理機器などの調理能力として温度，時間，仕上がり状態，機器のくせなどを調査し，作業調査と同様に標準化への資料にする(調理事例，p. 106 参照)．

廃棄量調査記録表

平成　年　月　日（　）　記録者：　　　科　年　組：

食品名	予定			実施					廃棄状況
	純使用量(kg)	廃棄率(%)	使用量(kg)	検収量(kg)	使用量(kg)	廃棄量(kg)	純使用量(kg)	廃棄率(%)	

☆廃棄量調査に関する考察

調理能力調査事例［さんまの塩焼き］

<コンビオーブン：11月2日>

	1回目	2回目	3回目	4回目	5回目
調理モード	コンビ2	コンビ2	コンビ2	コンビ2	コンビ2
加熱温度	180℃	180℃	180℃	180℃	180℃
所要時間	11分	11分	11分	11分	11分
調理モード	ホットエアー	ホットエアー	ホットエアー	ホットエアー	ホットエアー
加熱温度	220℃	230℃	240℃	240℃	240℃
所要時間	3分	3分	3分	3分	3分
中心温度	90℃	90℃	90℃	90℃	90℃
写真					

<ホットストッカー：11月2日>

設定温度	湿度コントロール	焼き上がり		10分経過		20分経過		35分経過	
		中心温度		中心温度		中心温度		中心温度	
80℃	2		90℃		82.6℃		73℃		70℃

森みどりの調査

（6）嗜好調査と統計処理

喫食受付時にアンケート調査票を配布し，食器返却時に回収する．パソコンのアンケート調査集計表にデータを入力して集計結果を出力する．集計結果を考察して記録する．

NO.＿＿＿＿＿

喫食アンケート

平成　年　月　日（　）

よりよいメニュー提供のために，嗜好調査にご協力下さい．
※該当する項目に○をつけて下さい．

1．（ 1 ・ 2 ）学年
2．性別（ 男 ・ 女 ）
3．喫食したメニュー　＜定食・Aランチ・Bランチ＞
4．メニューに関してお答え下さい．
　①献立に対する嗜好はいかがですか．
　　　好 き　・　普 通　・　嫌 い
　②分量はいかがですか．
　　　多 い　・　ちょうどよい　・　少ない
　　　（理由：　　　　　　　　　　　　　　　）
　③味つけはいかがですか．
　　　よ い　・　普 通　・　悪 い
　　　（理由：　　　　　　　　　　　　　　　）
　④献立の盛りつけ，いろどりはいかがでしたか．
　　　よ い　・　普 通　・　悪 い
　　　（理由：　　　　　　　　　　　　　　　）
　⑤各料理は適温でしたか．
　　　よ い　・　普 通　・　悪 い
　　　（理由：　　　　　　　　　　　　　　　）

その他，お気づきの点をご記入下さい

入力マニュアル　　　　NO. 通し番号

喫食アンケート

平成　年　月　日（　）

よりよいメニュー提供のために，嗜好調査にご協力下さい．
※該当する項目に○をつけて下さい．

1．（ 1 ・ 2 ）学年
2．性別（ 男（1）・ 女（2））
3．喫食したメニュー　＜定食・Aランチ・Bランチ＞
4．メニューに関してお答え下さい．
　①献立に対する嗜好はいかがですか．
　　　好 き（1）・ 普 通（2）・ 嫌 い（3）
　②分量はいかがですか．
　　　多 い（1）・ ちょうどよい（2）・ 少ない（3）
　　　（理由：　　　　　　　　　　　　　　　）
　③味つけはいかがですか．
　　　よ い（1）・ 普 通（2）・ 悪 い（3）
　　　（理由：　　　　　　　　　　　　　　　）
　④献立の盛りつけ，いろどりはいかがでしたか．
　　　よ い（1）・ 普 通（2）・ 悪 い（3）
　　　（理由：　　　　　　　　　　　　　　　）
　⑤各料理は適温でしたか．
　　　よ い（1）・ 普 通（2）・ 悪 い（3）
　　　（理由：　　　　　　　　　　　　　　　）

その他，お気づきの点をご記入下さい

Ⅱ．実施

嗜好調査集計表

今日のメニュー

主食	
汁物	
主菜A	
主菜B	
副菜A	
副菜B	
デザート	

調査対象者

学　年	人　数
１年生	
２年生	

性別	人数
男性	
女性	

喫食アンケート集計結果

回答	①	②	③	④	⑤
A					
B					
C					

嗜好調査集計方法

・喫食クラスに用紙を配布する．
・回収した用紙の右上に通し番号を記入する．
・パソコンの「嗜好調査フォーム」を使い，「喫食アンケート入力表」シートに調査結果を１枚ずつ入力する．
・「嗜好調査集計表」シートに集計結果が出ていることを確認し，印刷する．

III 評価

1 実習の評価と反省

(1) 献立評価のレポート

	月　日　曜日　喫食時間；	組　番　氏名
献立名		：　〜　： 天候：

	エネルギー	たんぱく質	脂　質	予想価格
給与栄養量	kcal	g	g	
栄養基準量	770 kcal	25.0 g	19.0 g	円

(1) 評価項目　（i〜ivの項目についての意見を述べ，右の5段階(適5→否1)から，あなたの評価点を○で囲みなさい)

　i　栄　養　面：栄養基準量および食品構成との関連，栄養比率の評価，栄養バランスなど

　　　　　　　　　　　　　　　　　　　　　　　　　　　　　　　　　5 / 4 / 3 / 2 / 1

　ii　調理技術：調理方法の適否，仕上がり具合(煮くずれ，加熱の状態)，切り方など

　　　　　　　　　　　　　　　　　　　　　　　　　　　　　　　　　5 / 4 / 3 / 2 / 1

　iii　調　　　味：味(旨味，甘味，塩味，酸味，辛味など)の適正度，硬さ，香り，品質など

　　　　　　　　　　　　　　　　　　　　　　　　　　　　　　　　　5 / 4 / 3 / 2 / 1

　iv　盛りつけ：外見，分量，色彩，盛りつけ位置・方法，使用食器，喫食温度など

　　　　　　　　　　　　　　　　　　　　　　　　　　　　　　　　　5 / 4 / 3 / 2 / 1

　v　価　　　格：適正か否か，満足あるいは納得できる価格か否かなど

　　　　　　　　　　　　　　　　　　　　　　　　　　　　　　　　　5 / 4 / 3 / 2 / 1

　vi　衛　生　面：加熱の程度，汚れや混入異物，食堂環境なども含めた衛生・安全面など

　　　　　　　　　　　　　　　　　　　　　　　　　　　　　　　　　5 / 4 / 3 / 2 / 1

(2) 所　感　（全体を通しての所感を記し，総合的な見地による評価点を○で囲みなさい)

（総合評価）　5 / 4 / 3 / 2 / 1

（2）作業評価表

　　　年　　月　　日　担当者名
◎評価項目について，（できた） 4⇔3⇔2⇔1（できなかった）の4段階で評価する．

評 価 項 目	評 価
1．Plan⇒Do⇒See のサイクルに則してできたか	
2．自分の担当作業に責任を持てたか	
3．他の担当者との連携がうまく取れたか	
4．積極的に取り組めたか	
5．作業工程表に則した動きができたか	
6．考えながら作業ができたか	
7．作業の改善点の発見や工夫をしたか	
8．包丁の使い方がきちんとできていたか	
9．機器・什器の扱いはきちんと理解していたか	
10．喫食開始時間までに調製できたか	
11．料理の保管方法と温度は適切であったか	
12．品質管理の意識を持って作業ができたか	
13．作業は衛生的な取り扱いのほか，切り方，調味，加熱などにも留意したか	
14．顧客へのサービスを意識して作業にあたったか	
15．顧客が満足する調理，盛りつけ，適温サービスなどができたか	

（3）給食管理実習評価表

給食管理基礎実習自己評価票

組　　　番　　氏名

注：該当するものを○で囲みなさい．

I　以下の設問に対して，自身で5点評価をしなさい．

	できた		⇔		できなかった
1　給食管理の目的が理解できたか． ⇒	5	4	3	2	1
2　給食運営の流れが理解できたか． ⇒	5	4	3	2	1
3　給与栄養基準量，食品構成などの数値の意味を理解できたか． ⇒	5	4	3	2	1
4　注文書を作成することができたか． ⇒	5	4	3	2	1
5　栄養比率の算定はできたか． ⇒	5	4	3	2	1
6　材料消費日計表の作成はできたか． ⇒	5	4	3	2	1
7　栄養出納表の作成はできたか． ⇒	5	4	3	2	1
8　計画した作業工程どおりに作業を進めることができたか． ⇒	5	4	3	2	1
9　大量調理時の付着水，蒸発量，煮くずれなどの特徴を理解したか． ⇒	5	4	3	2	1
10　加熱機器の使用方法を理解したか． ⇒	5	4	3	2	1
11　自己の体調はきちんと管理できていたか． ⇒	5	4	3	2	1
12　爪，着衣，手洗いなど，自己の衛生管理はきちんとできていたか． ⇒	5	4	3	2	1
13　非汚染区や汚染区の区分を認識して動けたか． ⇒	5	4	3	2	1
14　食品や什器を衛生的に取り扱うことができたか． ⇒	5	4	3	2	1
15　食品の中心温度，保管温度など，衛生的な温度管理ができたか． ⇒	5	4	3	2	1
16　包丁の扱いや機器を使っての調理技術に進歩はみられたか． ⇒	5	4	3	2	1
17　調味後の味の確認や調整がスムーズにできたか． ⇒	5	4	3	2	1
18　適温供食に気配りした喫食者サービスができたか． ⇒	5	4	3	2	1
19　調理作業では，次の作業を考えながら進めることができたか． ⇒	5	4	3	2	1
20　作業は計画どおりに実施することができたか． ⇒	5	4	3	2	1

II　この給食管理基礎実習のあなた自身の成績評価をしなさい．　⇒　優　・　良　・　可　・　不可

III　次年度の給食管理実習で，新1年生を指導する自信はあるか．　⇒　は　い　・　いいえ

IV　100食の定食献立なら，あなたを含めて2人で調理できるか．　⇒　できる　・　できない

V　給食で作ってみたい料理名を挙げなさい．

VI　この給食管理基礎実習で，あなたが学んだことを記しなさい．

VII　次年度の給食管理実習に対するあなたの抱負（学びたいことや実習方法も含む）を記しなさい．

給食管理実習評価表

実習日： 　　　月　　　日	組　番　氏　名

献立名：

栄養価：エネルギー　　　　kcal ・ たんぱく質　　　　g ・ 脂質　　　　g　　価格：　　　　円

担当班：栄養士 ・ 帳簿 ・ 管理 ・ 下調理 ・ 調理1（　　　　）・ 調理2（　　　　）

I．実施した献立内容の評価
　1．料理の組み合わせについて

2．使用材料および分量について	3．調理方法および調味について
4．調理時間について	5．盛りつけ方法および使用食器について

II．自分の作業内容の評価

＊当実習の満足度と自己評価点を記しなさい …… 満足 ← 5・4・3・2・1 → 不満 ［　　　点／100点］

付表1. 大量調理献立集

五目ごはん

主食　飯

材料名	純使用量(g)	調味重量(%)	つくり方
精白米	90		①米の計量　②洗米(洗米機)　③水の計量　④浸水
塩	0.9	米に対して	⑤にんじん→短めのせん切り
しょうゆ	0.9	1.2％の塩分	ごぼう→解凍しておく
酒	2		しらたき→短く切りゆでる
水	126	1.4倍	乾しいたけ→戻してせん切り
鶏もも肉	20		油揚げ→油抜きをして短めのせん切り
にんじん	10		さやえんどう→色よくゆでておく
ごぼう(ささがき,冷凍)	10		⑥回転釜に油を熱し，鶏肉，にんじん，ごぼう，しいたけを炒め，
しらたき	10		だし汁と砂糖，酒，しょうゆを加え，しらたきと油揚げも加え，
乾しいたけ	1		具材がやわらかくなるまで煮る
油揚げ	5		具と煮汁に分ける
油	2.4	具の4	⑦⑥で分けた煮汁としょうゆ，酒を合わせ計量する
だしパック	0.2	具の20	⑧⑦に相当する分量の水を④の釜から減らし，⑦と塩を加え，よく
水	12		攪拌してから炊飯する
砂糖	2.4	具の4	⑨⑧と具，さやえんどうを混ぜ合わせる
酒	1		
しょうゆ	4.6	具の1.3	
さやえんどう(冷凍)	5		

エネルギー：437 kcal　　たんぱく質：11.1 g　　脂肪：7.8 g　　炭水化物：77.1 g

赤飯

主食　飯

材料名	純使用量(g)	調味重量(%)	つくり方
うるち米	40		①うるち米ともち米をあわせて洗米し，ざるに上げておく
もち米	40		②あずきは軽く洗い，たっぷりの水でゆでこぼす
水	90	1.1倍	その後6～7倍の水でやわらかくなるまで煮る
あずき	10	12.5	煮汁と豆に分けて冷ましておく
黒ごま	2		③②の煮汁と水を合わせて90 gとして水加減し，豆も加えて炊飯する
塩	0.3		④黒ごまは炒って塩を加え，盛りつけた赤飯にふりかける

エネルギー：330 kcal　　たんぱく質：7.8 g　　脂肪：2.2 g　　炭水化物：66.1 g

おにぎり

主食　飯

材料名	純使用量(g)	調味重量(%)	つくり方
精白米	90		①米は少しかために炊飯する
水	117	1.3倍	②塩さけは焼く
塩さけ	8		③梅干しは刻んで削り節と混ぜる
梅干し	3		④青しそはみじん切りにし，削り節としょうゆを混ぜる
削り節	0.5		⑤ご飯を3等分して手塩をし，1個は②を芯にして握りのりを巻く
黒ごま	1		⑥1個は③を芯にして握り，黒ごまをまぶす
青しそ	0.5		⑦1個は④を混ぜ込んで握る
削り節	0.3		
しょうゆ	2		
塩	0.6	0.7	
焼きのり	0.5		

エネルギー：340 kcal　　たんぱく質：9.1 g　　脂肪：1.8 g　　炭水化物：68.6 g

主食	飯			麦とろごはん	
材料名		純使用量(g)	調味重量(%)	つくり方	
精白米		75		①米と押麦は混ぜて洗米し炊飯する	
押麦		15	20	②ながいもはすりおろし，だし汁でのばしたみそを少しずつ加え，	
水		126	1.4倍	いもをのばしていく．	
ながいも		70		③①に②をかけて青のりを散らす	
┌ だしパック		0.8			
│ 水		50			
│ 甘みそ		6			
└ みそ		6			
青のり		0.5			

エネルギー：413 kcal　　たんぱく質：10.7 g　　脂肪：2.2 g　　炭水化物：85.8 g

主食	飯			ちらし寿司	
材料名		純使用量(g)	調味重量(%)	つくり方	
精白米		80		①米は昆布を入れて炊飯する	
水		104	1.3倍	②にんじん→短めのせん切り	
昆布		1		乾しいたけ→戻してせん切り	
┌ 砂糖		5	6	かんぴょう→洗って塩もみし，水洗いしてからゆでる	
│ 塩		0.6	0.75	れんこん→薄いいちょう切りにして酢水に放す	
└ 酢		9	11	③にんじん，しいたけ，かんぴょうはそれぞれの調味液で煮て味つ	
┌ にんじん		30		けする	
│ だしパック　水		0.3　　20		れんこんは調味液を煮立てたところに入れ，さっと煮たらそのま	
└ 砂糖　しょうゆ		1　　2.5		ま冷ます	
┌ 乾しいたけ		2		④刻みあなごは蒸し器で蒸す	
│ 砂糖　みりん		1.5　　1.5		⑤卵は調味して薄焼きたまごを作り，錦糸卵にする	
└ しょうゆ		1.5		⑥さやえんどうは色よくゆでてせん切りにする	
┌ かんぴょう		2		⑦炊きあがった米にすし酢を混ぜ，③も汁気を切って手早く混ぜ，	
│ だしパック　水		0.1　　10		冷ます	
│ 砂糖　みりん		1.5　　1.5		⑧⑦を皿に盛り，④⑤⑥を彩りよく盛りつけ，甘酢しょうがを添え	
└ しょうゆ		2		る	
┌ れんこん		20			
│ 砂糖　塩		1.5　　0.2			
└ みりん　酢		0.5　　7			
刻みあなご(味付き)		40			
┌ 卵		25			
│ 砂糖　塩		1　　0.2			
└ しょうゆ　油		0.2　　1			
さやえんどう(冷凍)		5			
甘酢しょうが		5			

エネルギー：535 kcal　　たんぱく質：21.3 g　　脂肪：11.9 g　　炭水化物：80.2 g

主　食	飯			押し寿司
材料名		純使用量(g)	調味重量(%)	つくり方
精白米		90		①米は昆布を入れて炊飯し，酢めしをつくり手早く冷ましておく
水		117	1.3倍	②にんじん→短めのせん切り
昆布		1		乾しいたけ→戻してせん切り
砂糖		6	7	かんぴょう→洗って塩もみし，水洗いしてゆでる．1cm位に切る
酢		18	20	③だし汁でまずかんぴょうがやわらかくなるまで煮て，しいたけと
塩		0.9	1	にんじんを加え煮しめる
卵		30		④卵は炒ってそぼろにする
塩		0.1		⑤酢めしと汁気を切った③を混ぜる
油		1		⑥型にラップを敷き⑤を詰め，④，でんぶを彩りよく盛り，ラップ
でんぶ		20		をして軽く重しをする
にんじん		10		落ち着いたら型からはずし，切り分ける
乾しいたけ		1		みつばを飾る
かんぴょう		1		
だしパック		0.3		
水		20		
砂糖		0.5		
みりん		1		
しょうゆ		1.5		
みつば		5		
エネルギー：437kcal		たんぱく質：13.9g	脂肪：5.7g	炭水化物：77.2g

主　食	飯			親子丼
材料名		純使用量(g)	調味重量(%)	つくり方
精白米		90		①米の計量　②洗米（洗米機）　③水の計量
水		126	1.4倍	④浸水　⑤点火・炊飯（炊飯器）　⑥蒸らし
卵		50		⑦鶏むね肉→小さめのそぎ切り
鶏むね肉		30		たまねぎ→縦にスライスする
たまねぎ		40		長ねぎ→斜めにスライスする
長ねぎ		20		乾しいたけ→戻してせん切りにする
乾しいたけ		1		戻し汁は取っておく
砂糖		4		みつば→3～4cmに切る
しょうゆ		5		⑧卵は溶きほぐしておく
塩		0.6		⑨だし汁はしいたけの戻し汁と合わせて計量する
みりん		2		⑩だし汁を煮立てたまねぎ，鶏肉を入れる．調味料を加え煮たら⑧
だしパック		0.6		を加えてとじる．最後にみつばを加える
水		40		⑪ごはんを盛り⑩をのせ刻んだのりを散らす
みつば		5		
焼きのり		0.2		
エネルギー：472kcal		たんぱく質：20.1g	脂肪：7.5g	炭水化物：76.3g

主食	飯		カレーライス	
材料名	純使用量(g)	調味重量(%)	つくり方	
精白米	90		①米の計量　②洗米（洗米機）　③水の計量	
水	117	1.3倍	④浸水　⑤点火・炊飯（炊飯器）　⑥蒸らし	
豚もも肉	40		⑦豚もも肉→一口大に切る	
じゃがいも	50		じゃがいも・にんじん→乱切り	
にんじん	20		たまねぎ→スライスし十分に炒めておく	
たまねぎ	50		しょうが・にんにく→みじん切り	
しょうが	1		りんご→すりおろす	
にんにく	0.3		⑧油を熱し，にんにくとしょうがを炒め，香りが立ったら豚肉を入	
りんご	10		れて炒める．肉の色が変わり出したらじゃがいもとにんじんを加	
油	3		え，さらに炒める	
┌コンソメ	2		炒めたたまねぎとコンソメスープを加え，材料がやわらかくなる	
└水	100		まで煮る	
カレールウ	15		⑨カレールウを加えよく煮溶かす．おろしりんご，調味料もすべて	
┌砂糖	0.5		加え煮込む	
│ウスターソース	4		⑩ごはんを盛り⑨をかけ，福神漬けを添える	
│カレー粉	0.3			
│塩	0.2			
└黒こしょう	0.05			
福神漬け	10			
エネルギー：611 kcal	たんぱく質：23.1 g	脂肪：11.4 g	炭水化物：100.0 g	

主食	麺		中華風あんかけそば	
材料名	純使用量(g)	調味重量(%)	つくり方	
蒸し中華めん（焼そば用）	155		①豚もも肉→一口大にきる	
豚もも肉	30		はくさい→そぎ切り	
はくさい	40		たけのこ・にんじん→短冊切り	
たけのこ（水煮）	20		チンゲンサイ→4〜5cmに切りさっとゆでる	
にんじん	10		乾しいたけ→戻してせん切り	
チンゲンサイ	20		②油を熱しチンゲンサイ以外の材料を強火で炒め，スープと調味料	
乾しいたけ	1		を加える．煮立ったらチンゲンサイも加えて，水溶きかたくり粉	
むきえび	20		でとろみをつける	
油	6	4	③中華めんはスチームコンベクションのスチームモードで蒸す	
塩	1		④③を器に盛り，②をかける	
こしょう	0.02			
しょうゆ	4			
酒	5			
中華だし	1			
水	40			
┌かたくり粉	2			
└水	3			
エネルギー：431 kcal	たんぱく質：22.5 g	脂肪：6.8 g	炭水化物：66.2 g	

さばの味噌煮

主菜	煮		
材料名	純使用量(g)	調味重量(%)	つくり方
さば	80		①さば→流水で洗浄
赤みそ	9	塩分 1.5	しょうが→薄切り
砂糖	5	6	調味料と水をよく溶いておく
酒	4	5	②ティルティングパンに調味液としょうがを入れて煮立て,皮を上にしてさばを入れる
水	30	40	クッキングシートでおとしぶたをして煮る
しょうが	3		③②の魚を先に盛りつけ,煮汁はさらに煮詰めて濃度をつける 盛りつけた魚に煮汁をかける

エネルギー:203 kcal　たんぱく質:17.8 g　脂肪:10.2 g　炭水化物:7.5 g

焼売の野菜あんかけ

主菜	蒸		
材料名	純使用量(g)	調味重量(%)	つくり方
焼売(冷凍)	60(4個)		①たけのこ→うす切り
たけのこ(水煮)	30		にんじん→短冊切り
にんじん	10		しいたけ・ピーマン→せん切り,ピーマンはゆでる
しいたけ	10		②焼売は凍ったまま穴あきのホテルパンに並べ,スチームコンベクションのスチームモードで蒸す
ピーマン	10		③だし汁にたけのこ,にんじんを入れて火にかける
中華だし(顆粒)	1		にんじんがやわらかくなったら,しいたけと調味料を入れ,水溶きかたくり粉でとろみをつける
水	50		④盛りつけの直前に③にピーマンを混ぜ,器に盛りつけた②にかける
酢	6		
砂糖	2.2	2	
しょうゆ	4	塩分 1.2	
塩	0.7		
かたくり粉	2		
水	4		

エネルギー:163 kcal　たんぱく質:7.2 g　脂肪:6.9 g　炭水化物:19.2 g

かれいの野菜あんかけ(和)

主菜	揚		
材料名	純使用量(g)	調味重量(%)	つくり方
かれい(冷凍)	80		①かれいは下味をつけてかたくり粉をまぶし,高温でからっと揚げる
塩	0.5	塩分 0.6	②たまねぎ→薄切り
酒	2		にんじん→短冊切り
かたくり粉	4		しいたけ→戻してせん切り
揚げ油	6		しめじ→小房に分けておく
たまねぎ	40		さやえんどう→色よくゆでてせん切り
にんじん	10		③だし汁にたまねぎ,にんじん,しいたけを入れて火にかける.材料がやわらかくなったらしめじ,調味料を加え,水溶きかたくり粉でとろみをつける
乾しいたけ	1		④①に③をかけて,さやえんどうを天盛りにする
しめじ	15		
さやえんどう(冷凍)	5		
だしパック	1	75	
水	60		
しょうゆ	4	5	
砂糖	1	1	
かたくり粉	2		
水	4		

エネルギー:185 kcal　たんぱく質:17.3 g　脂肪:7.2 g　炭水化物:12.7 g

主菜	揚		かれいの野菜あんかけ（中）	
材料名	純使用量(g)	調味重量(%)	つくり方	
かれい（冷凍）	80		①かれいは下味をつけてかたくり粉をまぶし，高温でからっと揚げる	
┌塩	0.5			
└こしょう	0.02		②たけのこ・にんじん→せん切り	
かたくり粉	4		にら→4～5cmに切る	
揚げ油	6		③だし汁にたけのことにんじんを入れ火にかける．煮立ったら調味してもやしを加える	
たけのこ（水煮）	30			
もやし	30		再び煮立ったらにらも加え，水溶きかたくり粉でとろみをつける	
にんじん	10		④①に③をかける	
にら	5			
┌中華だし（顆粒）	1			
└水	60			
酢	6			
砂糖	2.4	2		
しょうゆ	9	塩分 1.2		
┌かたくり粉	2			
└水	4			
エネルギー：184kcal	たんぱく質：17.9g	脂肪：7.2g	炭水化物：11.5g	

主菜	揚		てんぷら	
材料名	純使用量(g)	調味重量(%)	つくり方	
きす（開き）	30		①きす・えび→洗って水気を切り小麦粉をまぶす	
えび（尾つき，処理済）	25		さつまいも→5mmくらいの厚さで斜め切り	
小麦粉	1		しいたけ→石づきを取る	
さつまいも	30		②小麦粉はふるっておく．卵は割りほぐし冷水と合せ，両方とも使用するまで冷蔵庫で保管する	
しいたけ	10			
オクラ	10		③だいこん・しょうが→それぞれ皮をむいてすりおろし，水気を軽くしぼる	
┌小麦粉	32	30		
│卵	16		④フライヤーを用意し170℃にセットする	
└冷水	48		卵水と小麦粉を合わせ（混ぜすぎない），さつまいも，野菜，魚介の順に揚げる（魚介を揚げる前には温度を180℃にセットしなおし，油温が上がってから揚げる）	
だいこん	30			
しょうが	1			
揚げ油	11		⑤みりんを鍋に入れ，火にかけ煮切ってだし汁，しょうゆを加え沸騰したら火を止める	
┌だしパック	0.5			
└水	30		⑥皿にてんぷらを形よく盛りつけ，③を前盛りにする．⑤を小さめの器に注ぎ，添える	
しょうゆ	7	塩分 4		
みりん	5	糖分 6		
エネルギー：410kcal	たんぱく質：20.5g	脂肪：16.1g	炭水化物：42.4g	

主菜	焼		さばの塩焼き	
材料名	純使用量(g)	調味重量(%)	つくり方	
さば（切り身）	80		①さばは流水で洗い，皮に十字の切れ目を入れ，皮を上にして網に並べ，塩をふりかけて20～30分置く（冷蔵保存）	
塩	0.8	1		
だいこん	40		②だいこんはすりおろし，軽く水気をしぼる	
			③オーブンを250℃で予熱し①を焼く	
			④③を盛りつけ，②を前盛りにする	
エネルギー：150kcal	たんぱく質：14.7g	脂肪：8.5g	炭水化物：2.3g	

主菜	焼			ぶりの照り焼き	
材料名		純使用量(g)	調味重量(%)	つくり方	
ぶり(切り身)		80		①ぶりの切り身は洗って網に並べ，塩をふって20〜30分置く（冷蔵保管）	
塩		0.4	0.5		
照りダレ(市販品)		9		②かぶ→うすく切り塩をふってしばらく置く．水が出てきたらしぼり，調味液に漬け込む	
かぶ		40			
塩		0.2		③オーブンを250℃に温め①を焼く．途中2〜3回照りダレをはけで塗り，照りよく焼き上げる	
酢		2	5		
砂糖		0.8	2	④皿に③を盛り，②を前盛りにする	
塩		0.3	0.8		
七味とうがらし		0.02			
エネルギー：241 kcal		たんぱく質：17.8 g		脂肪：14.1 g　炭水化物：7.1 g	

主菜	焼			スパニッシュオムレツ
材料名		純使用量(g)	調味重量(%)	つくり方
卵		75		①卵→溶きほぐす
ベーコン		10		ベーコン・たまねぎ・じゃがいも→1 cm角に切る
たまねぎ		30		トマト→湯むきして1 cm角に切り，種はなるべく除く
じゃがいも		40		グリンピース→色よくゆでる
トマト		30		②油を熱しベーコン，たまねぎ，じゃがいもを炒める
グリンピース		5		次にトマトを加え軽く炒めたらコンソメ，塩，こしょうで調味する
油		4	4	
コンソメ(顆粒)		0.3		③深型のホテルパンにオーブンシートを敷き，②，卵液，グリンピースを混合した生地を流し入れる
塩		1.3		
こしょう		0.02		250℃に温めたスチームコンベクションで焼く
トマト缶		20		④つぶしたトマト缶とケチャップを鍋に入れ加熱する
ケチャップ		20		煮立ったらウスターソースとワインを加え，濃度がつくまで煮詰める
ウスターソース		5		
赤ワイン		1		⑤③を切り分けて皿に盛り④をかける
エネルギー：349 kcal		たんぱく質：13.6 g		脂肪：23.5 g　炭水化物：19.3 g

主菜	焼			松風焼き
材料名		純使用量(g)	調味重量(%)	つくり方
鶏ひき肉		50		①たまねぎ→みじん切り
たまねぎ		30		卵→溶きほぐす
パン粉		5		②鶏ひき肉，①，パン粉を合わせてよく練り，赤みそ，砂糖，みりんを加えさらによく練る
卵		3		
赤みそ		5		③ホテルパンにうすく油をひき，②を平らに敷き詰め，250℃に温めたオーブンで焼く．8分通り火が通ったら白ごまをふり完全に火を通す
砂糖		2		
みりん		1		
油		1		④ほうれんそうは色よくゆで，3〜4 cmに切ってだし割りしょうゆで調味する
白ごま		0.5		
ほうれんそう		20		⑤③を形よく等分に切り分けて皿に盛り，④を前盛りにする
しょうゆ		2		
だしパック		0.1		
水		5		
エネルギー：186 kcal		たんぱく質：11.7 g		脂肪：10.3 g　炭水化物：10.1 g

主菜	焼			擬製豆腐	
材料名		純使用量(g)	調味重量(%)	つくり方	
鶏ひき肉		30		①豆腐→くずしてゆで水を切っておく	
木綿豆腐		100		卵→溶きほぐす	
卵		20		にんじん・さやいんげん→せん切り	
にんじん		10		乾しいたけ→戻してせん切り(戻し汁は取っておく)	
さやいんげん(冷凍)		6		②鍋に鶏ひき肉としいたけの戻し汁(10 g)を入れ,菜ばしか泡立て	
乾しいたけ		0.5		器で肉がバラけるようにさばき,塩も加えて火にかける.肉がそ	
塩		0.8		ぼろ状になるように炒り,冷ます	
しょうゆ		4		③①,②,しょうゆ,みりん,砂糖を合わせてホテルパンに流し,	
みりん		2		250℃に温めたオーブンで焼く	
砂糖		4		④③を切り分け皿に盛り,しょうゆをかけた大根おろしを前盛りに	
油		1		する	
｛だいこん		40			
しょうゆ		4			
エネルギー:225 kcal		たんぱく質:15.8 g		脂肪:13.1 g 　炭水化物:9.9 g	

主菜	焼			ふくさ卵	
材料名		純使用量(g)	調味重量(%)	つくり方	
卵		75		①卵→割りほぐす	
｛しばえび		30		しばえび→酒をふっておく	
酒		1		乾しいたけ→戻してせん切り	
乾しいたけ		1		さやいんげん・たけのこ→せん切り	
さやいんげん(冷凍)		10		②油を熱しえびを炒める.色が変わったらしいたけ,たけのこ,さ	
たけのこ(水煮)		20		やいんげんも加えて炒め,調味する.	
砂糖		2		冷ましておく	
塩		1		③卵と②を合わせホテルパンに流し入れ,250℃に温めたオーブンで	
しょうゆ		0.6		焼く	
油		3		④③を形よく等分に切り分けて盛りつける	
エネルギー:198 kcal		たんぱく質:15.1 g		脂肪:11.7 g 　炭水化物:7.0 g	

主　菜	炒		家常豆腐	
材料名		純使用量(g)	調味重量(%)	つくり方
豚もも肉		30		①豚肉は調味料とかたくり粉をよくもみ込んでおく
┌酒		0.5		②たけのこ→うす切り
├しょうゆ		0.5		生揚げ→1cm厚さに切る
└かたくり粉		0.5		乾しいたけ→戻してせん切り
たけのこ(水煮)		30		にんじん→短冊切り
生揚げ		80		ねぎ→斜め薄切り
乾しいたけ		1		さやえんどう→色よくゆでる
にんじん		10		しょうが・にんにく→みじん切り
ねぎ		20		③調味料をよく合わせておく
さやえんどう(冷凍)		10		④油を熱し，しょうがとにんにくを炒め十分に香りを出す．強火に
しょうが		1		し，豚肉を加え色が変わってきたらたけのこ，しいたけ，にんじ
にんにく		0.2		ん，ねぎを加えさらに炒める．生揚げも入れ，ひと混ぜしたら③
油		7	4	を加える．煮立ってきたら水溶きかたくり粉でとろみをつけ，最
┌トウバンジャン		0.5		後にさやえんどうを加える
├赤みそ		8		
├砂糖		3		
├しょうゆ		6		
├中華だし(顆粒)		1		
└水		30		
┌かたくり粉		0.5		
└水		1		
エネルギー：209 kcal		たんぱく質：18.4 g	脂肪：10.2 g	炭水化物：10.7 g

主　菜	煮		すき焼き風煮	
材料名		純使用量(g)	調味重量(%)	つくり方
牛もも肉		40		①ねぎ→斜め切り
ねぎ		20		しらたき→食べやすい長さに切り下ゆで
しらたき		30		焼豆腐→1人2切れに切る
焼豆腐		50		生しいたけ→石づきを取りそぎ切り
生しいたけ		10		しゅんぎく→4～5cmに切る．色よくゆでる
しゅんぎく		20		②油を熱し肉とねぎを炒める．しらたき，しいたけ，だし汁，調味
油		2.4		料を加え煮る．焼豆腐を加え，くずさないように煮上げる
┌だしパック		0.7		③器に盛り合わせ，しゅんぎくを添える
└水		40		
しょうゆ		10		
酒		3.5		
砂糖		6		
エネルギー：191 kcal		たんぱく質：14.0 g	脂肪：9.7 g	炭水化物：11.6 g

主　菜	煮		柳川風煮	
材料名		純使用量(g)	調味重量(%)	つくり方
牛もも肉		40		①ごぼう→下ゆでしておく
ごぼう(冷凍・ささがき)		30		たまねぎ→スライス
たまねぎ		40		卵→溶きほぐす
油		9	4	みつば→3～4cmに切る
砂糖		3		②油を熱し牛肉を炒める．肉の色が変わってきたらごぼうとたまね
しょうゆ		7		ぎを加えさらに炒める．調味料，だし汁を加え煮立ったら卵でと
┌だしパック		0.7		じる．仕上げにみつばを散らす
└水		40		
卵		50		
みつば		5		
エネルギー：285 kcal		たんぱく質：16.0 g	脂肪：18.5 g	炭水化物：12.0 g

主菜	煮			筑前煮
材料名		純使用量(g)	調味重量(%)	つくり方
鶏もも肉		40		①鶏もも肉→一口大に切る
こんにゃく		30		こんにゃく→2 cmにちぎって下ゆで
にんじん		20		にんじん→乱切りにして下ゆで
ごぼう		30		ごぼう→乱切りにし酢水にさらす
たけのこ(水煮)		40		たけのこ→乱切り
乾しいたけ		2		乾しいたけ→戻して一口大に切る(戻し汁は取っておく)
さやいんげん(冷凍)		5		さやいんげん→色よくゆでる
油		7	4	②だし汁はしいたけの戻し汁とあわせて計量しておく
┌だしパック		0.8		③油を熱し鶏肉を炒める．肉の色が変わったらこんにゃく，にんじ
└水		50		ん，ごぼう，たけのこ，しいたけを加えさらに炒める．②を入れ
砂糖		2		材料がやわらかくなるまで煮る．調味料を加え煮含める
酒		4		④③を器に盛り，さやいんげんを添える
みりん		4		
しょうゆ		7		
エネルギー：214 kcal		たんぱく質：9.4 g	脂肪：12.8 g	炭水化物：15.5 g

主菜	炒			酢豚風
材料名		純使用量(g)	調味重量(%)	つくり方
チキンボール		45(3個)		①たまねぎ・たけのこ→四角く切る
揚げ油		2.5		にんじん→乱切りにし下ゆで
たまねぎ		50		乾しいたけ→戻して1/4に切る
にんじん		20		ピーマン→四角く切って素揚げする
たけのこ(水煮)		30		②チキンボールは油で揚げておく
乾しいたけ		2		③酢以外の調味料とだし汁をあわせよく混ぜる
ピーマン		20		④油を熱したまねぎ，にんじん，たけのこ，しいたけを炒める．③
油		4	4	を加え煮立ったら水溶きかたくり粉でとろみをつけ，酢を加えて
┌中華だし(顆粒)		1		火を止める
└水		40		②とピーマンを加えてひと混ぜし，器に盛る
砂糖		7.5		
しょうゆ		10		
トマトケチャップ		6		
酢		5		
┌かたくり粉		3		
└水		5		
エネルギー：265 kcal		たんぱく質：8.1 g	脂肪：14.1 g	炭水化物：27.9 g

副菜	焼			ジャーマンポテト
材料名		純使用量(g)	調味重量(%)	つくり方
ウインナー		20		①ウインナー→斜めにスライスしゆでる
フレンチポテト(冷凍・波型カット)		30		たまねぎ→スライス
たまねぎ		30		②凍ったままのフレンチポテトをホテルパンに広げ，塩とこしょう
塩		0.4		をそれぞれ半量ふり，170℃に温めたオーブンで焼く
こしょう		0.01		③油を熱したまねぎを炒め，残りの塩，こしょうで調味する
油		0.5		④ウインナー，②，③，パセリ粉を和え，器に盛る
パセリ粉		0.05		
エネルギー：151 kcal		たんぱく質：3.8 g	脂肪：9.4 g	炭水化物：13.0 g

副菜	サラダ	ポテトサラダ		
材料名		純使用量(g)	調味重量(%)	つくり方
つぶしポテト(冷凍)		40		①つぶしポテトは蒸して冷ましておく
にんじん		10		②にんじん→いちょう切りにしゆでる
きゅうり		10		きゅうり→小口切りにし塩でもむ．水気をしぼる
塩		0.2		りんご→いちょう切りにし塩水にさらす
りんご		10		たまねぎ→薄く切り水にさらす
たまねぎ		10		③調味料をよく合わせておく
マヨネーズ		10		④①②③をよく混合し盛りつける
塩		0.4		
こしょう		0.05		
からし		0.05		
酢		2		
油		3		
エネルギー：139 kcal		たんぱく質：1.2 g	脂肪：10.3 g	炭水化物：10.5 g

副菜	煮	根菜の田楽風		
材料名		純使用量(g)	調味重量(%)	つくり方
だいこん		40		①だいこん→厚めの半月切り．やわらかくゆでる
さといも(冷凍)		30		さといも→蒸すかゆでる
こんにゃく		20		こんにゃく→長方形に切る．ゆでる
赤みそ		10		②調味料を鍋に入れ火にかけて練る
砂糖		4		③さやえんどうは色よくゆでる
酒		3		④器に①を盛り合わせ，②をかけて③を添える
だしパック		0.1		
水		4		
さやえんどう(冷凍)		5		
エネルギー：69 kcal		たんぱく質：2.4 g	脂肪：0.6 g	炭水化物：13.5 g

副菜	炒	炒り豆腐		
材料名		純使用量(g)	調味重量(%)	つくり方
木綿豆腐		60		①豆腐→くずしてゆで，水気を絞る
にんじん		10		にんじん→せん切り
さやえんどう(冷凍)		10		さやえんどう→ゆでて細切り
乾しいたけ		1		乾しいたけ→戻してせん切り
卵		10		卵→溶きほぐす
しょうゆ		5		②油を熱し豆腐を炒める．卵を加えて混ぜ合わせる
砂糖		2		にんじんとしいたけを加えてさらに炒め調味する
みりん		1		さやえんどうを加えて火を止める
油		3		
エネルギー：108 kcal		たんぱく質：6.1 g	脂肪：6.6 g	炭水化物：6.3 g

副菜	炒		きんぴら		
材料名	純使用量(g)	調味重量(%)	つくり方		
ごぼう(冷凍・ささがき)	40		①ごぼう→解凍し適宜下ゆでする		
にんじん	20		にんじん→太めのせん切り		
ちくわ	20		ちくわ→斜め薄切り		
油	3		②油を熱し①を炒める．十分に油が回ったらだし汁を加える．煮立		
酒	3		ったら調味料を加え強火にし，煮汁がなくなるまで炒る．最後に		
みりん	3		七味とうがらしをふってひと混ぜし，火を切る		
砂糖	2		※ごぼうをれんこんやだいこんに変更してもよい		
しょうゆ	5				
七味とうがらし	0.05				
だしパック	0.3				
水	20				
エネルギー：107 kcal		たんぱく質：3.7 g	脂肪：3.5 g	炭水化物：15.1 g	

副菜	煮		ひじきの煮物		
材料名	純使用量(g)	調味重量(%)	つくり方		
ひじき	10		①ひじき→たっぷりの水で戻す		
さつま揚げ	20		さつま揚げ→細切り		
にんじん	10		にんじん→太めのせん切り		
さやいんげん(冷凍)	10		さやいんげん→色よくゆでて斜め薄切り		
油	3		②油を熱しひじき，にんじんの順に炒め調味料とだし汁を加える．		
砂糖	2		煮立ったらさつま揚げも入れて煮る		
しょうゆ	7		最後にさやいんげんを加えひと混ぜしたら火を止める		
みりん	2				
だしパック	0.8				
水	45				
エネルギー：94 kcal		たんぱく質：4.5 g	脂肪：3.9 g	炭水化物：13.8 g	

副菜	炒		うの花		
材料名	純使用量(g)	調味重量(%)	つくり方		
おから	30		①にんじん→うすいいちょう切り		
鶏ひき肉	20		ねぎ→小口切り		
にんじん	10		②油を熱し鶏ひき肉，にんじんを炒め，次におからを加え炒める．		
ねぎ	20		だし汁を入れ煮立ったら調味料とねぎを加え，焦がさないように		
油	3		注意しながら炒りつける		
砂糖	5				
しょうゆ	6				
だしパック	0.8				
水	50				
エネルギー：128 kcal		たんぱく質：6.8 g	脂肪：5.8 g	炭水化物：12.2 g	

副菜	和		白和え		
材料名	純使用量(g)	調味重量(%)	つくり方		
しゅんぎく	40		①白和えの素は自然解凍しておく		
しめじ	15		②しゅんぎく→3～4 cmに切りさっとゆでる		
白和えの素(冷凍)	15		しめじ→小房に分けてゆでる		
			③①と②を和えて盛りつける		
			※しゅんぎくは季節の青菜に変更してもよい		
エネルギー：56 kcal		たんぱく質：3.6 g	脂肪：2.5 g	炭水化物：6.0 g	

副菜	和			さやいんげんのピーナッツ和え	
材料名		純使用量(g)	調味重量(%)	つくり方	
さやいんげん(冷凍)		40		①さやいんげん→3〜4cmに切り色よくゆでる	
にんじん		10		にんじん→太めのせん切りにしゆでる	
こんにゃく		20		こんにゃく→短冊切りにしてゆでる	
ピーナッツバター		8		②ピーナッツバターを調味料とだし汁でのばし，①を和える	
酒		1			
しょうゆ		3			
だしパック		0.1			
水		5			
エネルギー：70 kcal		たんぱく質：3.1 g	脂肪：4.1 g	炭水化物：5.6 g	

汁物	蒸			茶碗蒸し	
材料名		純使用量(g)	調味重量(%)	つくり方	
鶏むね肉		10		①鶏むね肉・えび→各々下味をつけておく	
しょうゆ		0.3	塩分　0.5	かまぼこ→1人2枚に切っておく	
酒		0.3		生しいたけ→1枚を1/2のそぎ切りにしてかさの裏にしょうゆを	
えび		10		ふり，下味をつける	
塩		0.05	塩分　0.5	みつば→3cm程に切る	
酒		0.3		②卵は泡立てないようにほぐし，冷めただし汁，調味料と合わせ裏	
かまぼこ		10		ごす	
生しいたけ		5		③器に具を入れ②を注ぐ	
しょうゆ		0.1		④ホテルパンに③を並べ，スチームコンベクションのスチームモー	
みつば		3		ドで85℃15分程度蒸す	
ぎんなん(缶詰)		5			
卵		20			
だしパック		1.2			
水		70			
塩		0.5	塩分　0.6		
しょうゆ		0.5			
エネルギー：63 kcal		たんぱく質：8.3 g	脂肪：2.3 g	炭水化物：1.7 g	

汁物				けんちん汁	
材料名		純使用量(g)	調味重量(%)	つくり方	
木綿豆腐		20		①木綿豆腐→さいの目に切る	
だいこん		20		だいこん→4〜5mmのいちょう切り	
にんじん		10		にんじん→2〜3mmのいちょう切り	
ごぼう(ささがき，冷凍)		15		ごぼう→解凍しておく	
しいたけ		5		しいたけ→せん切り	
油		1.9	4	ねぎ→小口切り	
ねぎ		5		②油を熱し野菜を炒め，だし汁を加える．野菜がやわらかくなった	
だしパック		2.3		ら調味する．豆腐を加え，火が通ったらねぎを入れて火を切る	
水		140			
塩		0.9	塩分　0.8		
しょうゆ		1.1			
エネルギー：55 kcal		たんぱく質：2.3 g	脂肪：2.8 g	炭水化物：5.6 g	

汁 物			沢煮椀	
材料名	純使用量(g)	調味重量(%)	つくり方	
ごぼう(ささがき，冷凍)	10		①たけのこ，にんじん，戻したしいたけ，豚肉はせん切りにする．	
たけのこ(水煮)	15		(しいたけの戻し汁はだし汁に使用する)	
にんじん	10		ごぼう→解凍しておく	
乾しいたけ	1		みつば→3cm位に切る	
豚もも肉	10		②だし汁を煮立て豚肉，ごぼう，にんじん，たけのこ，しいたけの	
みつば	3		順に煮ながらアクをとる	
塩	1		調味料を加え味を整える	
こしょう	0.05		③みつばを椀盛りしておき②を注ぐ	
酒	1			
しょうゆ	2			
だしパック	2.5			
水	150			
エネルギー：30kcal	たんぱく質：3.5g	脂肪：0.4g	炭水化物：3.6g	

汁 物			納豆汁
材料名	純使用量(g)	調味重量(%)	つくり方
納豆	20		①ねぎ→小口切り
ねぎ	3		こんにゃく→短冊切りにしゆでておく
こんにゃく	10		油揚げ→5mmくらいに切る
油揚げ	3		だいこん→短冊切り
だいこん	20		②だし汁でだいこんを煮てやわらかくなったらこんにゃく，油揚げ
だしパック	2.5		を加える．みそを溶き入れ，仕上げに納豆を加えて火を切る
水	150		③ねぎを椀盛りしておき，②を注ぐ
みそ	15	10	
エネルギー：96kcal	たんぱく質：6.4g	脂肪：4.6g	炭水化物：7.0g

汁 物			粕 汁
材料名	純使用量(g)	調味重量(%)	つくり方
鶏むね肉	15		①鶏むね肉→小さめのそぎ切り
だいこん	20		だいこん・にんじん→2〜3mmのいちょう切り
にんじん	10		さといも→5mmくらいの半月かいちょう切り
さといも	20		ねぎ→斜め切り
ねぎ	10		②だし汁に鶏むね肉，だいこん，にんじん，さといもを入れて煮る．
酒かす	10		材料がほぼやわらかくなったら，酒かすと半量のみそを溶き入れ
だしパック	2.5		火を弱める．そのまま煮込み，味を見ながら残りのみそを加え，
水	150		最後にねぎを加える
みそ	15	10	
エネルギー：104kcal	たんぱく質：7.6g	脂肪：3.0g	炭水化物：9.2g

汁 物			石狩汁
材料名	純使用量(g)	調味重量(%)	つくり方
塩さけ	30(1切れ)		①だいこん→2〜3mmのいちょう切り
だいこん	20		しゅんぎく→3〜4cmに切る
しゅんぎく	15		②だし汁に塩さけ，だいこんを入れて火にかける
だしパック	2.5		沸騰し，さけに火が通ったらすくい上げて椀盛りにしておく
水	150		③②のだいこんがやわらかくなったらみそを加え，仕上げにしゅん
みそ	15	10	ぎくを入れ火を止める
			④さけが椀盛りしてあるところに③を注ぐ
エネルギー：87kcal	たんぱく質：9.7g	脂肪：2.7g	炭水化物：5.0g

汁 物			豚 汁	
材料名	純使用量(g)	調味重量(%)	つくり方	
豚もも肉	20		①だいこん・にんじん→2～3mmのいちょう切り	
⎡ 酒	1		さといも→5mm位の半月かいちょう切り	
⎣ 塩	0.1		こんにゃく→短冊切りにして下ゆでしておく	
油	2.5	4	ごぼう→解凍しておく	
だいこん	20		ねぎ→小口切り	
さといも	20		②豚肉に酒と塩で下味をつけて炒める．肉の色が変ったらだいこん，	
にんじん	10		にんじん，こんにゃく，ごぼうを加えさらに炒める．だし汁とさ	
こんにゃく	10		といもを加え煮立てる	
ごぼう(ささがき，冷凍)	10		材料がやわらかくなったらみそを溶き入れ，最後におろししょう	
ねぎ	3		がを加えて火を止める	
⎡ だしパック	2.5		③ねぎを椀盛りしておき，②を注ぐ	
⎣ 水	150			
合わせみそ	15	10		
しょうが	2			
エネルギー：77 kcal	たんぱく質：6.4 g		脂肪：2.4 g	炭水化物：7.0 g

汁 物			さつま汁	
材料名	純使用量(g)	調味重量(%)	つくり方	
さつまいも	40		①さつまいも→厚めのいちょう切り	
だいこん	20		だいこん・にんじん→いちょう切り	
にんじん	10		さつま揚げ→短冊切り	
豚ばら肉	10		ねぎ→小口切り	
さつま揚げ	10		②だし汁にさつまいも，だいこん，にんじんを入れて火にかける．	
ねぎ	3		煮立ったら豚肉を加え，あくをとりながら8分通り火を通す．み	
⎡ だしパック	2.5		その1/2量を溶き入れ，沸騰しない程度に煮て完全に火を通す．	
⎣ 水	150		さつま揚げを加え，味を見ながら残りのみそを加える	
みそ	15	15	③ねぎを椀盛りしたところに②を注ぐ	
エネルギー：131 kcal	たんぱく質：5.4 g		脂肪：5.1 g	炭水化物：14.2 g

汁 物			たまごの汁（和）	
材料名	純使用量(g)	調味重量(%)	つくり方	
卵	15		①卵→溶きほぐす	
みつば	3		みつば→2～3 cmに切る	
⎡ だしパック	2.8		②だし汁を煮立てて調味し，水溶きかたくり粉でとろみをつける．	
⎣ 水	170		沸騰したら卵を流し入れ火を止める	
塩	0.9	塩分　0.6	③みつばを椀盛りしたところに②を注ぐ	
しょうゆ	0.9			
⎡ かたくり粉	1.7	1		
⎣ 水	3			
エネルギー：33 kcal	たんぱく質：2.5 g		脂肪：1.5 g	炭水化物：2.1 g

汁　物			たまごの汁（中華）	
材料名	純使用量(g)	調味重量(%)	つくり方	
たけのこ(水煮)	20		①たけのこ→短冊切り	
卵	20		卵→溶きほぐす	
あさつき	3		あさつき→小口切り	
水	150		しょうが→すりおろす(汁を使用)	
中華だし(顆粒)	1		②スープを火にかけてたけのこを入れる．煮立ってきたら調味して	
塩	0.5	塩分　0.7	水溶きかたくり粉でとろみをつける	
しょうゆ	0.9		再び沸騰したら卵を流し入れ，しょうが汁を加えて火を止める	
酒	1		③あさつきを椀盛りしたところに②を注ぎ入れる	
こしょう	0.02			
しょうが	1			
かたくり粉	1.5			
水	3			
エネルギー：49 kcal	たんぱく質：4.1 g	脂肪：2.1 g	炭水化物：3.1 g	

汁　物			コーンポタージュ
材料名	純使用量(g)	調味重量(%)	つくり方
コンソメ(顆粒)	1		①コンソメスープをつくりこしょう，コーン缶詰，2/3量の牛乳を加
水	50		え，沸騰させない程度に加熱する
こしょう	0.02		②コーンポタージュベースを1/3量の牛乳でよく溶かしておく
コーン缶詰(クリームスタイル)	50		③①の火をいったん止め，②をこしながら加える
コーンポタージュベース	10		全体をよく攪拌し再び火をつける．とろみがつくまで焦がさない
牛乳	50		ように煮込み，火を止める
パセリ粉	0.05		④器に注ぎ，パセリ粉を散らす
エネルギー：120 kcal	たんぱく質：3.4 g	脂肪：3.6 g	炭水化物：18.9 g

汁　物			ポタージュスープ
材料名	純使用量(g)	調味重量(%)	つくり方
たまねぎ	15		①たまねぎ→うすくスライスする
マッシュルーム(缶詰・スライス)	10		②コンソメスープをつくり塩，こしょうで調味する
油	0.5		③ポタージュベースを1/3量の牛乳でよく溶いておく
バター	0.5		④油とバターを熱し，たまねぎとマッシュルームを炒め，②と2/3量
コンソメ(顆粒)	1		の牛乳を加える．沸騰直前まで加熱し，火を止め③をこしながら
水	70		加える．よく攪拌し再び火をつけとろみがつくまで焦がさないよ
塩	0.4		うに煮込み，火を止める
こしょう	0.01		⑤器に注ぎ，パセリ粉を散らす
ポタージュベース	12		※ほうれんそうやかぼちゃのペーストなどを加えてもよい
牛乳	70		
パセリ粉	0.05		
エネルギー：116 kcal	たんぱく質：3.8 g	脂肪：5.3 g	炭水化物：13.5 g

デザート	煮		りんごのコンポート
材料名	純使用量(g)	調味重量(%)	つくり方
りんご	80		①りんご→くし形に切り，皮はむかずに芯のみ除く
水	24	30	②鍋に①を並べ水，砂糖，レモン汁を入れて火にかける．煮立って
砂糖	7	水の30	きたらおとしぶたをして，りんごに透明感が出るまでじっくりと
レモン汁	1		煮る
			③②を煮汁ごと冷たく冷やし，器に盛る
エネルギー：70 kcal	たんぱく質：0.2 g	脂肪：0.1 g	炭水化物：18.7 g

【行事食】

	主食	焼き・揚げ		お花見弁当（松花堂）	
	材料名	純使用量(g)	調味重量(%)	つくり方	
ご飯	精白米 水(1.4倍)	80 112		①米の計量　②洗米（洗米機）　③水の計量　④浸水　⑤点火・炊飯 ⑥蒸らし　⑦盛りつけ	
鰆の西京焼き	さわら 白みそ 砂糖 酒 甘酢しょうが ささの葉	50 5 3 2 5 1枚	 10 6 4	①材料の下処理 　白みそ，砂糖，酒を混ぜ合わせて，さわらを漬け込む(30分) ②コンベクションオーブンの準備(200℃) ③鉄板にクッキングシートを敷いて，みそに漬けたさわらを並べて 　焼く(200℃ 約10分) 　　→内部中心温度計　75℃ 1分間 ④焼きあがったら器に盛りつけ，ささの葉と甘酢しょうがを添える	
天ぷら盛り合わせ	ブラックタイガー いか かぼちゃ 生しいたけ しその葉 卵 小麦粉 水 揚げ油 めんつゆ	15 15 15 8 0.5 7 10 20 8 10	 13 18.5 37 15	①材料の下処理 　ブラックタイガー→殻をむいて背わたを取り，切り込みを入れる 　いか→短冊に切る 　かぼちゃ→１人１枚の薄切り 　生しいたけ→石づきを取る 　しその葉→よく洗う ②フライヤーの準備(180℃) ③天ぷらの衣を作って野菜から順に油で揚げる 　(内部中心温度75℃1分間) 　しその葉は裏側に衣をつけて揚げるとよい	
筑前煮	鶏もも肉 ごぼう れんこん にんじん こんにゃく さやえんどう（冷凍） 油 水 和風だしの素 しょうゆ 砂糖 みりん 酒	20 15 15 10 10 5 2 20 0.2 5 2 1 1	 3 7 3 1.4 1.4	①材料の下処理 　鶏もも肉→一口大に切る 　ごぼう→皮を削り落とし，乱切りにして水に漬けて，下ゆでする 　れんこん→乱切りにして酢水に漬けて水切り 　にんじん→乱切り 　こんにゃく→乱切りにして下ゆでする 　さやえんどう→ゆでる ②回転釜に油を熱し，鶏肉を炒め，にんじん，れんこん，下ゆでし 　たごぼう，こんにゃくを入れてさらに炒め，水，和風だしの素と 　調味料を入れて煮含める ③盛りつけをしたら，ゆでたさやえんどうを添える	
ごま和え	ほうれんそう しめじ すりごま しょうゆ みりん	50 10 1 5 1	 8 1.7	①材料の下処理 　ほうれんそう→4cmくらいに切る 　しめじ→石づきを取ってほぐす ②回転釜にお湯の準備をし，沸騰したら塩を加えてしめじをゆで， 　取り出したらほうれんそうをゆでてすぐに水に取り，水気をしぼ 　る ③すりごまと調味料を合わせて，ゆでた野菜を和えて盛りつけする	
清し汁	和風だしの素 水 かまぼこ 根みつば うすくちしょうゆ 塩	1 180 10 2 8 0.5	4 0.3	①材料の下処理 　かまぼこ→１人２枚の半月切り 　根みつば→1.5cm位に切る ②寸胴鍋にだし汁を作り，調味する ③かまぼこ，みつばは椀に盛り，つゆを注ぐ	
フルーツ	いちご	50		<盛りつけ図>	

栄養量：エネルギー：731 kcal　　たんぱく質：28.0 g　　脂質：22.0 g　　炭水化物：96.0 g

付表2．関係法規集

(1) 健康増進法（抜粋）

（平成14年8月2日法律第103号）
（最終改正：平成26年6月13日法律第69号）

第20条 特定給食施設（特定かつ多数の者に対して継続的に食事を供給する施設のうち栄養管理が必要なものとして厚生労働省令で定めるものをいう．以下同じ．）を設置した者は，その事業の開始の日から1月以内に，その施設の所在地の都道府県知事に，厚生労働省令で定める事項を届け出なければならない．

＊ 特定給食施設とは，継続的に1回100食以上又は1日250食以上の食事を供給する施設とする．（施行規則5条）

第21条 特定給食施設であって特別の栄養管理が必要なものとして厚生労働省令で定めるところにより都道府県知事が指定するものの設置者は，当該特定給食施設に管理栄養士を置かなければならない．

2　前項に規定する特定給食施設以外の特定給食施設の設置者は，厚生労働省令で定めるところにより，当該特定給食施設に栄養士又は管理栄養士を置くように努めなければならない．

＊ 特別の栄養管理が必要な特定給食施設とは，「医学的な管理を必要とする者に食事を供給する特定給食施設であって，継続的に1回300食以上又は1日750食以上の食事を供給する施設」（1号施設）と，「管理栄養士による特別な栄養管理を必要とする特定給食施設であって，継続的に1回500食以上又は1日1,500食以上の食事を供給する施設」（2号施設）をいう．（施行規則7条）

＊ 21条2の特定給食施設のうち1回300食又は1日750食以上の食事を供給するものの設置者は，当該施設に置かれる栄養士のうち少なくとも1人は管理栄養士であるように努めなければならない．（施行規則8条）

3　特定給食施設の設置者は，前2項に定めるもののほか，厚生労働省令で定める基準に従って，適切な栄養管理を行わなければならない．

(2) 大量調理施設衛生管理マニュアル

（平成9年3月24日衛食第85号別添）
（最終改正：平成25年10月22日食安発1022第10号）

I　趣　旨

本マニュアルは，集団給食施設等における食中毒を予防するために，HACCPの概念に基づき，調理過程における重要管理事項として，

① 原材料受入れ及び下処理段階における管理を徹底すること．
② 加熱調理食品については，中心部まで十分加熱し，食中毒菌等（ウイルスを含む．以下同じ．）を死滅させること．
③ 加熱調理後の食品及び非加熱調理食品の二次汚染防止を徹底すること．
④ 食中毒菌が付着した場合に菌の増殖を防ぐため，原材料及び調理後の食品の温度管理を徹底すること．

等を示したものである．

集団給食施設等においては，衛生管理体制を確立し，これらの重要管理事項について，点検・記録を行うとともに，必要な改善措置を講じる必要がある．また，これを遵守するため，更なる衛生知識の普及啓発に努める必要がある．

なお，本マニュアルは同一メニューを1回300食以上又は1日750食以上を提供する調理施設に適用する．

II　重要管理事項

1．原材料の受入れ・下処理段階における管理

(1) 原材料については，品名，仕入元の名称及び所在地，生産者（製造又は加工者を含む．）の名称及び所在地，ロットが確認可能な情報（年月日表示又はロット番号）並びに仕入れ年月日を記録し，1年間保管すること．

(2) 原材料について納入業者が定期的に実施する微生物及び理化学検査の結果を提出させること．その結果については，保健所に相談するなどして，原材料として不適と判断した場合には，納入業者の変更等適切な措置を講じること．検査結果については，1年間保管すること．

(3) 原材料の納入に際しては調理従事者等が必ず立ち合い，検収場で品質，鮮度，品温（納入業者が運搬の際，別添1に従い，適切な温度管理を行っていたかどうかを含む．），異物の混入等につき，点検を行い，その結果を記録すること．

(4) 原材料の納入に際しては，缶詰，乾物，調味料等常温保存可能なものを除き，食肉類，魚介類，野菜類等の生鮮食品については1回で使い切る量を調理当日に仕入れるようにすること．

(5) 野菜及び果物を加熱せずに供する場合には，別添2に従い，流水（飲用適のもの．以下同じ．）で十分洗浄し，必要に応じて殺菌を行った後，流水で十分すすぎ洗いを行うこと．

2．加熱調理食品の加熱温度管理

加熱調理食品は，別添2に従い，中心部温度計を用いるなどにより，中心部が75℃で1分間以上（二枚貝等ノロウイルス汚染のおそれのある食品の場合は85〜90℃で90秒間以上）又はこれと同等以上まで加熱されていることを確認するとともに，温度と時間の記録を行うこと．

3．二次汚染の防止

(1) 調理従事者等（食品の盛付け・配膳等，食品に接触する可能性のある者及び臨時職員を含む．以下同じ．）は，次に定める場合には，別添2に従い，必ず流水・石けんによる手洗いによりしっかりと2回（その他の時には丁寧に1回）手指の洗浄及び消毒を行うこと．なお，使い捨て手袋を使用する場合にも，原則として次に定める場合に交換を行うこと．

① 作業開始前及び用便後
② 汚染作業区域から非汚染作業区域に移動する場合
③ 食品に直接触れる作業にあたる直前
④ 生の食肉類，魚介類，卵殻等微生物の汚染源となるおそれのある食品等に触れた後，他の食品や器具等に触れる場合
⑤ 配膳の前

(2) 原材料は，隔壁等で他の場所から区分された専用の保管場に保管設備を設け，食肉類，魚介類，野菜類等，食材の分類ごとに区分して保管すること．

この場合，専用の衛生的なふた付き容器に入れ替えるなどにより，原材料の包装の汚染を保管設備に持ち込まないようにするとともに，原材料の相互汚染を防ぐこと．

(3) 下処理は汚染作業区域で確実に行い，非汚染作業区域を汚染しないようにすること．

(4) 包丁，まな板などの器具，容器等は用途別及び食品別（下

処理用にあっては，魚介類用，食肉類用，野菜類用の別，調理用にあっては，加熱調理済み食品用，生食野菜用，生食魚介類用の別）にそれぞれ専用のものを用意し，混同しないようにして使用すること．
(5) 器具，容器等の使用後は，別添2に従い，全面を流水（飲用適のもの．以下同じ．）で洗浄し，さらに80℃，5分間以上又はこれと同等の効果を有する方法で十分殺菌した後，乾燥させ，清潔な保管庫を用いるなどして衛生的に保管すること．

なお，調理場内における器具，容器等の使用後の洗浄・殺菌は，原則として全ての食品が調理場から搬出された後に行うこと．

また，器具，容器等の使用中も必要に応じ，同様の方法で熱湯殺菌を行うなど，衛生的に使用すること．この場合，洗浄水等が飛散しないように行うこと．なお，原材料用に使用した器具，容器等をそのまま調理後の食品用に使用するようなことは，けっして行わないこと．
(6) まな板，ざる，木製の器具は汚染が残存する可能性が高いので，特に十分な殺菌に留意すること．なお，木製の器具は極力使用を控えることが望ましい．
(7) フードカッター，野菜切り機等の調理機械は，最低1日1回以上，分解して洗浄・殺菌した後，乾燥させること．
(8) シンクは原則として用途別に相互汚染しないように設置すること．特に，加熱調理用食材，非加熱調理用食材，器具の洗浄等に用いるシンクを必ず別に設置すること．また，二次汚染を防止するため，洗浄・殺菌し，清潔に保つこと．
(9) 食品並びに移動性の器具及び容器の取り扱いは，床面からの跳ね水等による汚染を防止するため，床面から60 cm以上の場所で行うこと．ただし，跳ね水等からの直接汚染が防止できる食缶等で食品を取り扱う場合には，30 cm以上の台にのせて行うこと．
(10) 加熱調理後の食品の冷却，非加熱調理食品の下処理後における調理場等での一時保管等は，他からの二次汚染を防止するため，清潔な場所で行うこと．
(11) 調理終了後の食品は衛生的な容器にふたをして保存し，他からの二次汚染を防止すること．
(12) 使用水は飲用適の水を用いること．また，使用水は，色，濁り，におい，異物のほか，貯水槽を設置している場合や井戸水等を殺菌・ろ過して使用する場合には，遊離残留塩素が0.1 mg/L以上であることを始業前及び調理作業終了後に毎日検査し，記録すること．

4．原材料及び調理済み食品の温度管理
(1) 原材料は，別添1に従い，戸棚，冷凍又は冷蔵設備に適切な温度で保存すること．また，原材料搬入時の時刻，室温及び冷凍又は冷蔵設備内温度を記録すること．
(2) 冷凍又は冷蔵設備から出した原材料は，速やかに下処理，調理を行うこと．非加熱で供される食品については，下処理後速やかに調理に移行すること．
(3) 調理後直ちに提供される食品以外の食品は，食中毒菌の増殖を抑制するために，10℃以下又は65℃以上で管理することが必要である．（別添3参照）
① 加熱調理後，食品を冷却する場合には，食中毒菌の発育至適温度帯（約20℃〜50℃）の時間を可能な限り短くするため，冷却機を用いたり，清潔な場所で衛生的な容器に小分けするなどして，30分以内に中心温度を20℃付近（又は60分以内に中心温度を10℃付近）まで下げるよう工夫すること．

この場合，冷却開始時刻，冷却終了時刻を記録すること．
② 調理が終了した食品は速やかに提供できるよう工夫すること．

調理終了後30分以内に提供できるものについては，調理終了時刻を記録すること．また，調理終了後提供まで30分以上を要する場合は次のア及びイによること．
ア 温かい状態で提供される食品については，調理終了後速やかに保温食缶等に移し保存すること．この場合，食缶等へ移し替えた時刻を記録すること．
イ その他の食品については，調理終了後提供まで10℃以下で保存すること．

この場合，保冷設備への搬入時刻，保冷設備内温度及び保冷設備からの搬出時刻を記録すること．
③ 配送過程においては保冷又は保温設備のある運搬車を用いるなど，10℃以下又は65℃以上の適切な温度管理を行い配送し，配送時刻の記録を行うこと．

また，65℃以上で提供される食品以外の食品については，保冷設備への搬入時刻及び保冷設備内温度の記録を行うこと．
④ 共同調理施設等で調理された食品を受け入れ，提供する施設においても，温かい状態で提供される食品以外の食品であって，提供まで30分以上を要する場合は提供まで10℃以下で保存すること．

この場合，保冷設備への搬入時刻，保冷設備内温度及び保冷設備からの搬出時刻を記録すること．
(4) 調理後の食品は，調理終了後から2時間以内に喫食することが望ましい．

5．その他
(1) 施設設備の構造
① 隔壁等により，汚水溜，動物飼育場，廃棄物集積場等不潔な場所から完全に区別されていること．
② 施設の出入口及び窓は極力閉めておくとともに，外部に開放される部分には網戸，エアカーテン，自動ドア等を設置し，ねずみや昆虫の侵入を防止すること．
③ 食品の各調理過程ごとに，汚染作業区域（検収場，原材料の保管場，下処理場），非汚染作業区域（さらに準清潔作業区域（調理場）と清潔作業区域（放冷・調製場，製品の保管場）に区分される．）を明確に区別すること．なお，各区域を固定し，それぞれを壁で区画する，床面を色別する，境界にテープをはる等により明確に区画することが望ましい．
④ 手洗い設備，履き物の消毒設備（履き物の交換が困難な場合に限る．）は，各作業区域の入り口手前に設置すること．

なお，手洗い設備は，感知式の設備等で，コック，ハンドル等を直接手で操作しない構造のものが望ましい．
⑤ 器具，容器等は，作業動線を考慮し，予め適切な場所に適切な数を配置しておくこと．
⑥ 床面に水を使用する部分にあっては，適当な勾配（100分の2程度）及び排水溝（100分の2から4程度の勾配を有するもの）を設けるなど排水が容易に行える構造であること．
⑦ シンク等の排水口は排水が飛散しない構造であること．
⑧ 全ての移動性の器具，容器等を衛生的に保管するため，外部から汚染されない構造の保管設備を設けること．

⑨ 便所等
　ア　便所，休憩室及び更衣室は，隔壁により食品を取り扱う場所と必ず区分されていること．なお，調理場等から３ｍ以上離れた場所に設けられていることが望ましい．
　イ　便所には，専用の手洗い設備，専用の履き物が備えられていること．また，便所は，調理従事者等専用のものが設けられていることが望ましい．
⑩ その他
　施設は，ドライシステム化を積極的に図ることが望ましい．
(2) 施設設備の管理
① 施設・設備は必要に応じて補修を行い，施設の床面(排水溝を含む．)，内壁のうち床面から１ｍまでの部分及び手指の触れる場所は１日に１回以上，施設の天井及び内壁のうち床面から１ｍ以上の部分は１月に１回以上清掃し，必要に応じて，洗浄・消毒を行うこと．施設の清掃は全ての食品が調理場内から完全に搬出された後に行うこと．
② 施設におけるねずみ，昆虫等の発生状況を１月に１回以上巡回点検するとともに，ねずみ，昆虫の駆除を半年に１回以上(発生を確認した時にはその都度)実施し，その実施記録を１年間保管すること．また，施設及びその周囲は，維持管理を適切に行うことにより，常に良好な状態に保ち，ねずみや昆虫の繁殖場所の排除に努めること．
　なお，殺そ剤又は殺虫剤を使用する場合には，食品を汚染しないようその取扱いに十分注意すること．
③ 施設は，衛生的な管理に努め，みだりに部外者を立ち入らせたり，調理作業に不必要な物品等を置いたりしないこと．
④ 原材料を配送用包装のまま非汚染作業区域に持ち込まないこと．
⑤ 施設は十分な換気を行い，高温多湿を避けること．調理場は湿度80％以下，温度は25℃以下に保つことが望ましい．
⑥ 手洗い設備には，手洗いに適当な石けん，爪ブラシ，ペーパータオル，殺菌液等を定期的に補充し，常に使用できる状態にしておくこと．
⑦ 水道事業により供給される水以外の井戸水等の水を使用する場合には，公的検査機関，厚生労働大臣の登録検査機関等に依頼して，年２回以上水質検査を行うこと．検査の結果，飲用不適とされた場合は，直ちに保健所長の指示を受け，適切な措置を講じること．なお，検査結果は１年間保管すること．
⑧ 貯水槽は清潔を保持するため，専門の業者に委託して，年１回以上清掃すること．
　なお，清掃した証明書は１年間保管すること．
⑨ 便所については，業務開始前，業務中及び業務終了後等定期的に清掃及び次亜塩素酸ナトリウム等による消毒を行って衛生的に保つこと注．
⑩ 施設(客席等の飲食施設，ロビー等の共用施設を含む．)において利用者等が嘔吐した場合には，殺菌剤を用いて迅速かつ適切に嘔吐物の処理を行うこと注により，利用者及び調理従事者等へのノロウイルス感染及び施設の汚染防止に努めること．

注：ノロウイルスに関するＱ＆Ａ(厚生労働省)を参照のこと．

(3) 検食の保存
　検食は，原材料及び調理済み食品を食品ごとに50ｇ程度ずつ清潔な容器(ビニール袋等)に入れ，密封し，－20℃以下で２週間以上保存すること．
　なお，原材料は，特に，洗浄・殺菌等を行わず，購入した状態で，調理済食品は配膳後の状態で保存すること．
(4) 調理従事者等の衛生管理
① 調理従事者等は，便所及び風呂等における衛生的な生活環境を確保すること．また，ノロウイルスの流行期には十分に加熱された食品を摂取する等により感染防止に努め，徹底した手洗いの励行を行うなど自らが施設や食品の汚染の原因とならないように措置するとともに，体調に留意し，健康な状態を保つように努めること．
② 調理従事者等は臨時職員も含め，定期的な健康診断及び月に１回以上の検便を受けること．検便検査には，腸管出血性大腸菌の検査を含めること．また，必要に応じ10月から３月にはノロウイルスの検査を含めること．
③ 調理従事者等は下痢，嘔吐，発熱などの症状があった時，手指等に化膿創があった時は調理作業に従事しないこと．
④ 下痢又は嘔吐等の症状がある調理従事者等については，直ちに医療機関を受診し，感染性疾患の有無を確認すること．ノロウイルスを原因とする感染性疾患による症状と診断された調理従事者等は，リアルタイムＰＣＲ法等の高感度の検便検査においてノロウイルスを保有していないことが確認されるまでの間，食品に直接触れる調理作業を控えるなど適切な処置をとることが望ましいこと．
⑤ 調理従事者等が着用する帽子，外衣は毎日専用で清潔なものに交換すること．
⑥ 下処理場から調理場への移動の際には，外衣，履き物の交換等を行うこと．(履き物の交換が困難な場合には履き物の消毒を必ず行うこと．)
⑦ 便所には，調理作業時に着用する外衣，帽子，履き物のまま入らないこと．
⑧ 調理，点検に従事しない者が，やむを得ず，調理施設に立ち入る場合には，専用の清潔な帽子，外衣及び履き物を着用させ，手洗い及び手指の消毒を行わせること．
⑨ 食中毒が発生した時の原因究明を確実に行うため，原則として，調理従事者等は当該施設で調理された食品を喫食しないこと．
　ただし，原因究明に支障を来さないための措置が講じられている場合はこの限りでない．(毎日の健康調査及び検便検査等)
(5) その他
① 加熱調理食品にトッピングする非加熱調理食品は，直接喫食する非加熱調理食品と同様の衛生管理を行い，トッピングする時期は提供までの時間が極力短くなるようにすること．
② 廃棄物(調理施設内で生じた廃棄物及び返却された残渣をいう．)の管理は，次のように行うこと．
　ア　廃棄物容器は，汚臭，汚液がもれないように管理するとともに，作業終了後は速やかに清掃し，衛生上支障のないように保持すること．
　イ　返却された残渣は非汚染作業区域に持ち込まないこと．

ウ 廃棄物は，適宜集積場に搬出し，作業場に放置しないこと．
エ 廃棄物集積場は，廃棄物の搬出後清掃するなど，周囲の環境に悪影響を及ぼさないよう管理すること．

III 衛生管理体制
1．衛生管理体制の確立
(1) 調理施設の経営者又は学校長等施設の運営管理責任者(以下「責任者」という．)は，施設の衛生管理に関する責任者(以下「衛生管理者」という．)を指名すること．
なお，共同調理施設等で調理された食品を受け入れ，提供する施設においても，衛生管理者を指名すること．
(2) 責任者は，日頃から食材の納入業者についての情報の収集に努め，品質管理の確かな業者から食材を購入すること．また，継続的に購入する場合は，配送中の保存温度の徹底を指示するほか，納入業者が定期的に行う原材料の微生物検査等の結果の提出を求めること．
(3) 責任者は，衛生管理者に別紙点検表に基づく点検作業を行わせるとともに，そのつど点検結果を報告させ，適切に点検が行われたことを確認すること．点検結果については，1年間保管すること．
(4) 責任者は，点検の結果，衛生管理者から改善不能な異常の発生の報告を受けた場合，食材の返品，メニューの一部削除，調理済み食品の回収等必要な措置を講ずること．
(5) 責任者は，点検の結果，改善に時間を要する事態が生じた場合，必要な応急処置を講じるとともに，計画的に改善を行うこと．
(6) 責任者は，衛生管理者及び調理従事者等に対して衛生管理及び食中毒防止に関する研修に参加させるなど必要な知識・技術の周知徹底を図ること．
(7) 責任者は，調理従事者等を含め職員の健康管理及び健康状態の把握を組織的・継続的に行い，調理従事者等の感染及び調理従事者等からの施設汚染の防止に努めること．
(8) 責任者は，調理従事者等に定期的な健康診断及び月に1回以上の検便を受けさせること．検便検査には，腸管出血性大腸菌の検査を含めること．また，必要に応じ10月から3月にはノロウイルスの検査を含めることが望ましいこと．
(9) 責任者は，調理従事者等が下痢，嘔吐，発熱などの症状があった時，手指等に化膿創があった時は調理作業に従事させないこと．
(10) 責任者は，下痢又は嘔吐等の症状がある調理従事者等について，直ちに医療機関を受診させ，感染性疾患の有無を確認すること．ノロウイルスを原因とする感染性疾患による症状と診断された調理従事者等は，リアルタイムPCR法等の高感度の検便検査においてノロウイルスを保有していないことが確認されるまでの間，食品に直接触れる調理作業を控えさせるなど適切な処置をとることが望ましいこと．
(11) 責任者は，調理従事者等について，ノロウイルスにより発症した調理従事者等と一緒に感染の原因と考えられる食事を喫食するなど，同一の感染機会があった可能性がある調理従事者等について速やかにリアルタイムPCR法等の高感度の検便検査を実施し，検査の結果ノロウイルスを保有していないことが確認されるまでの間，調理に直接従事することを控えさせる等の手段を講じることが望ましいこと．
(12) 献立の作成に当たっては，施設の人員等の能力に余裕を持った献立作成を行うこと．
(13) 献立ごとの調理工程表の作成に当たっては，次の事項に留意すること．
ア 調理従事者等の汚染作業区域から非汚染作業区域への移動を極力行わないようにすること．
イ 調理従事者等の一日ごとの作業の分業化を図ることが望ましいこと．
ウ 調理終了後速やかに喫食されるよう工夫すること．
また，衛生管理者は調理工程表に基づき，調理従事者等と作業分担等について事前に十分な打合せを行うこと．
(14) 施設に所属する医師，薬剤師等専門的な知識を有する者の定期的な指導，助言を受けること．
(15) 高齢者や乳幼児が利用する施設等においては，平常時から施設長を責任者とする危機管理体制を整備し，感染拡大防止のための組織対応を文書化するとともに，具体的な対応訓練を行っておくことが望ましいこと．また，従業員あるいは利用者において下痢・嘔吐症の発生を迅速に把握するために，定常的に有症状者数を調査・監視することが望ましいこと．

(別添1）原材料，製品等の保存温度

食 品 名	保存温度
穀類加工品(小麦粉，デンプン) 砂　　　　　糖	室温 室温
食　肉　・　鯨　肉 細切した食肉・鯨肉を凍結したものを容器包装に入れたもの 食　肉　製　品 鯨　肉　製　品 冷　凍　食　肉　製　品 冷　凍　鯨　肉　製　品	10℃以下 −15℃以下 10℃以下 10℃以下 −15℃以下 −15℃以下
ゆ　で　だ　こ 冷　凍　ゆ　で　だ　こ 生　食　用　か　き 生　食　用　冷　凍　か　き 冷　凍　食　品	10℃以下 −15℃以下 10℃以下 −15℃以下 −15℃以下
魚肉ソーセージ，魚肉ハム及び特殊包装かまぼこ 冷　凍　魚　肉　ね　り　製　品	10℃以下 −15℃以下
液　状　油　脂 固　形　油　脂 （ラード，マーガリン，ショートニング，カカオ脂）	室温 10℃以下
殻　　付　　卵 液　　　　　卵 凍　　結　　卵 乾　　燥　　卵	10℃以下 8℃以下 −18℃以下 室温
ナ　　ッ　　ツ　　類 チ　ョ　コ　レ　ー　ト	15℃以下 15℃以下
生　鮮　果　実　・　野　菜 生　鮮　魚　介　類　（生食用鮮魚介類を含む．）	10℃前後 5℃以下
乳　・　濃　縮　乳 脱　　脂　　乳 ク　　リ　　ー　　ム	10℃以下
バ　　タ　　ー チ　　ー　　ズ 練　　　　　乳	15℃以下
清　涼　飲　料　水 （食品衛生法の食品，添加物等の規格基準に規定のあるものについては，当該保存基準に従うこと．）	室温

（別添2）標準作業書
(手洗いマニュアル)
1. 水で手をぬらし石けんをつける．
2. 指，腕を洗う．特に，指の間，指先をよく洗う．(30秒程度)
3. 石けんをよく洗い流す．(20秒程度)
4. 使い捨てペーパータオル等でふく．(タオル等の共用はしないこと．)
5. 消毒用のアルコールをかけて手指によくすりこむ．

(本文のⅡ3(1)で定める場合には，1から3までの手順を2回実施する．)

(器具等の洗浄・殺菌マニュアル)
1. 調理機械
   ① 機械本体・部品を分解する．なお，分解した部品は床にじか置きしないようにする．
   ② 飲用適の水(40℃程度の微温水が望ましい．)で3回水洗いする．
   ③ スポンジタワシに中性洗剤又は弱アルカリ性洗剤をつけてよく洗浄する．
   ④ 飲用適の水(40℃程度の微温水が望ましい．)でよく洗剤を洗い流す．
   ⑤ 部品は80℃で5分間以上又はこれと同等の効果を有する方法で殺菌を行う．
   ⑥ よく乾燥させる．
   ⑦ 機械本体・部品を組み立てる．
   ⑧ 作業開始前に70％アルコール噴霧又はこれと同等の効果を有する方法で殺菌を行う．
2. 調理台
   ① 調理台周辺の片づけを行う．
   ② 飲用適の水(40℃程度の微温水が望ましい．)で3回水洗いする．
   ③ スポンジタワシに中性洗剤又は弱アルカリ性洗剤をつけてよく洗浄する．
   ④ 飲用適の水(40℃程度の微温水が望ましい．)でよく洗剤を洗い流す．
   ⑤ よく乾燥させる．
   ⑥ 70％アルコール噴霧又はこれと同等の効果を有する方法で殺菌を行う．
   ⑦ 作業開始前に⑥と同様の方法で殺菌を行う．
3. まな板，包丁，へら等
   ① 飲用適の水(40℃程度の微温水が望ましい．)で3回水洗いする．
   ② スポンジタワシに中性洗剤又は弱アルカリ性洗剤をつけてよく洗浄する．
   ③ 飲用適の水(40℃程度の微温水が望ましい．)でよく洗剤を洗い流す．
   ④ 80℃で5分間以上又はこれと同等の効果を有する方法で殺菌を行う．
   ⑤ よく乾燥させる．
   ⑥ 清潔な保管庫にて保管する．
4. ふきん，タオル等
   ① 飲用適の水(40℃程度の微温水が望ましい．)で3回水洗いする．
   ② 中性洗剤又は弱アルカリ性洗剤をつけてよく洗浄する．
   ③ 飲用適の水(40℃程度の微温水が望ましい．)でよく洗剤を洗い流す．
   ④ 100℃で5分間以上煮沸殺菌を行う．
   ⑤ 清潔な場所で乾燥，保管する．

(原材料等の保管管理マニュアル)
1. 野菜・果物
   ① 衛生害虫，異物混入，腐敗・異臭等がないか点検する．異常品は返品又は使用禁止とする．
   ② 各材料ごとに，50g程度ずつ清潔な容器(ビニール袋等)に密封して入れ，−20℃以下で2週間以上保存する．(検食用)
   ③ 専用の清潔な容器に入れ替えるなどして，10℃前後で保存する．(冷凍野菜は−15℃以下)
   ④ 流水で3回以上水洗いする．
   ⑤ 中性洗剤で洗う．
   ⑥ 流水で十分すすぎ洗いする．
   ⑦ 必要に応じて，次亜塩素酸ナトリウム等[注2]で殺菌した後，流水で十分すすぎ洗いする．
   ⑧ 水切りする．
   ⑨ 専用のまな板，包丁でカットする．
   ⑩ 清潔な容器に入れる．
   ⑪ 清潔なシートで覆い(容器がふた付きの場合を除く)，調理まで30分以上を要する場合には，10℃以下で冷蔵保存する．
   注1：表面の汚れが除去され，分割・細切されずに皮付きで提供されるみかん等の果物にあっては，③から⑧までを省略して差し支えない．
   注2：次亜塩素酸ナトリウム溶液(200mg/Lで5分間又は100mg/Lで10分間)又はこれと同等の効果を有する亜塩素酸水(きのこ類を除く．)，亜塩素酸ナトリウム溶液(生食用野菜に限る．)，次亜塩素酸水並びに食品添加物として使用できる有機酸溶液
2. 魚介類，食肉類
   ① 衛生害虫，異物混入，腐敗・異臭等がないか点検する．異常品は返品又は使用禁止とする．
   ② 各材料ごとに，50g程度ずつ清潔な容器(ビニール袋等)に密封して入れ，−20℃以下で2週間以上保存する．(検食用)
   ③ 専用の清潔な容器に入れ替えるなどして，食肉類については10℃以下，魚介類については5℃以下で保存する．(冷凍で保存するものは−15℃以下)
   ④ 専用のまな板，包丁でカットする．
   ⑤ 速やかに調理へ移行させる．

(加熱調理食品の中心温度及び加熱時間の記録マニュアル)
1. 揚げ物
   ① 油温が設定した温度以上になったことを確認する．
   ② 調理を開始した時間を記録する．
   ③ 調理の途中で適当な時間を見はからって食品の中心温度を校正された温度計で3点以上測定し，全ての点において75℃以上に達していた場合には，それぞれの中心温度を記録するとともに，その時点からさらに1分以上加熱を続ける(二枚貝等ノロウイルス汚染のおそれのある食品の場合は85～90℃で90秒間以上)．
   ④ 最終的な加熱処理時間を記録する．
   ⑤ なお，複数回同一の作業を繰り返す場合には，油温が

設定した温度以上であることを確認・記録し，①〜④で設定した条件に基づき，加熱処理を行う．油温が設定した温度以上に達していない場合には，油温を上昇させるため必要な措置を講ずる．

2．焼き物及び蒸し物

① 調理を開始した時間を記録する．
② 調理の途中で適当な時間を見はからって食品の中心温度を校正された温度計で3点以上測定し，全ての点において75℃以上に達していた場合には，それぞれの中心温度を記録するとともに，その時点からさらに1分以上加熱を続ける（二枚貝等ノロウイルス汚染のおそれのある食品の場合は85〜90℃で90秒間以上）．
③ 最終的な加熱処理時間を記録する．
④ なお，複数回同一の作業を繰り返す場合には，①〜③で設定した条件に基づき，加熱処理を行う．この場合，中心温度の測定は，最も熱が通りにくいと考えられる場所の一点のみでもよい．

3．煮物及び炒め物

調理の順序は食肉類の加熱を優先すること．食肉類，魚介類，野菜類の冷凍品を使用する場合には，十分解凍してから調理を行うこと．

① 調理の途中で適当な時間を見はからって，最も熱が通りにくい具材を選び，食品の中心温度を校正された温度計で3点以上（煮物の場合は1点以上）測定し，全ての点において75℃以上に達していた場合には，それぞれの中心温度を記録するとともに，その時点からさらに1分以上加熱を続ける（二枚貝等ノロウイルス汚染のおそれのある食品の場合は85〜90℃で90秒間以上）．

なお，中心温度を測定できるような具材がない場合には，調理釜の中心付近の温度を3点以上（煮物の場合は1点以上）測定する．

② 複数回同一の作業を繰り返す場合にも，同様に点検・記録を行う．

（別添3）調理後の食品の温度管理に係る記録の取り方について

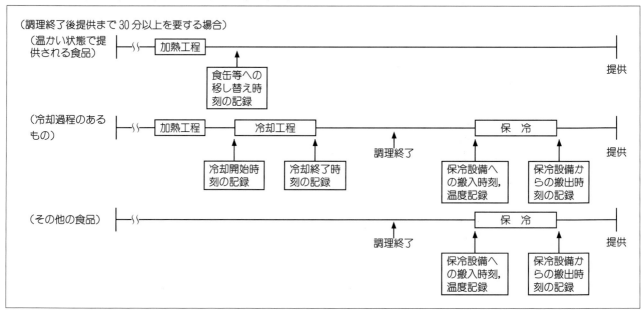

【調理施設の点検表】

平成　年　月　日

責任者	衛生管理者

1．毎日点検

	点　検　項　目	点検結果
1	施設へのねずみや昆虫の侵入を防止するための設備に不備はありませんか．	
2	施設の清掃は，全ての食品が調理場内から完全に搬出された後，適切に実施されましたか．（床面，内壁のうち床面から１ｍ以内の部分及び手指の触れる場所）	
3	施設に部外者が入ったり，調理作業に不必要な物品が置かれていたりしませんか．	
4	施設は十分な換気が行われ，高温多湿が避けられていますか．	
5	手洗い設備の石けん，爪ブラシ，ペーパータオル，殺菌液は適切ですか．	

2．1カ月ごとの点検

	点検項目	点検結果
1	巡回点検の結果，ねずみや昆虫の発生はありませんか．	
2	ねずみや昆虫の駆除は半年以内に実施され，その記録が１年以上保存されていますか．	
3	汚染作業区域と非汚染作業区域が明確に区別されていますか．	
4	各作業区域の入り口手前に手洗い設備，履き物の消毒設備（履き物の交換が困難な場合に限る．）が設置されていますか．	
5	シンクは用途別に相互汚染しないように設置されていますか．	
	加熱調理用食材，非加熱調理用食材，器具の洗浄等を行うシンクは別に設置されていますか．	
6	シンク等の排水口は排水が飛散しない構造になっていますか．	
7	全ての移動性の器具，容器等を衛生的に保管するための設備が設けられていますか．	
8	便所には，専用の手洗い設備，専用の履き物が備えられていますか．	
9	施設の清掃は，全ての食品が調理場内から完全に排出された後，適切に実施されましたか．（天井，内壁のうち床面から１ｍ以上の部分）	

3．3カ月ごとの点検

	点検項目	点検結果
1	施設は隔壁等により，不潔な場所から完全に区別されていますか．	
2	施設の床面は排水が容易に行える構造になっていますか．	
3	便所，休憩室及び更衣室は，隔壁により食品を取り扱う場所と区分されていますか．	

〈改善を行った点〉

〈計画的に改善すべき点〉

【従事者等の衛生管理点検表】

	平成　年　月　日
責任者	衛生管理者

氏　名	体調	化膿創	服装	帽子	毛髪	履き物	爪	指輪等	手洗い

	点　検　項　目	点検結果
1	健康診断，検便検査の結果に異常はありませんか．	
2	下痢，発熱などの症状はありませんか．	
3	手指や顔面に化膿創がありませんか．	
4	着用する外衣，帽子は毎日専用で清潔のものに交換されていますか．	
5	毛髪が帽子から出ていませんか．	
6	作業場専用の履き物を使っていますか．	
7	爪は短く切っていますか．	
8	指輪やマニキュアをしていませんか．	
9	手洗いを適切な時期に適切な方法で行っていますか．	
10	下処理から調理場への移動の際には外衣，履き物の交換（履き物の交換が困難な場合には，履き物の消毒）が行われていますか．	
11	便所には，調理作業時に着用する外衣，帽子，履き物のまま入らないようにしていますか．	

		立ち入った者	点検結果
12	調理，点検に従事しない者が，やむを得ず，調理施設に立ち入る場合には，専用の清潔な帽子，外衣及び履き物を着用させ，手洗い及び手指の消毒を行わせましたか．		

〈改善を行った点〉

〈計画的に改善すべき点〉

【原材料の取扱い等点検表】

	平成　年　月　日
責任者	衛生管理者

付表

① 原材料の取扱い（毎日点検）

	点 検 項 目	点検結果
1	原材料の納入に際しては調理従事者等が立ち会いましたか．	
	検収場で原材料の品質，鮮度，品温，異物の混入等について点検を行いましたか．	
2	原材料の納入に際し，生鮮食品については，1回で使い切る量を調理当日に仕入れましたか．	
3	原材料は分類ごとに区分して，原材料専用の保管場に保管設備を設け，適切な温度で保管されていますか．	
	原材料の搬入時の時刻及び温度の記録がされていますか．	
4	原材料の包装の汚染を保管設備に持ち込まないようにしていますか．	
	保管設備内での原材料の相互汚染が防がれていますか．	
5	原材料を配送用包装のまま非汚染作業区域に持ち込んでいませんか．	

② 原材料の取扱い（月1回点検）

	点 検 項 目	点検結果
	原材料について納入業者が定期的に実施する検査結果の提出が最近1か月以内にありましたか．	
	検査結果は1年間保管されていますか．	

③ 検食の保存

	点 検 項 目	点検結果
	検食は，原材料（購入した状態のもの）及び調理済み食品を食品ごとに50ｇ程度ずつ清潔な容器に密封して入れ，－20℃以下で2週間以上保存されていますか．	

〈改善を行った点〉

〈計画的に改善すべき点〉

【検収の記録簿】

			平成　年　月　日
		責任者	衛生管理者

納品の時刻	納入業者名	品目名	生産地	期限表示	数量	鮮度	包装	品温	異物
:									
:									
:									
:									
:									
:									
:									
:									
:									
:									
:									

〈進言事項〉

【調理器具等及び使用水の点検表】

平成　年　月　日

責任者	衛生管理者

付表

① 調理器具，容器等の点検表

	点 検 項 目	点検結果
1	包丁，まな板等の調理器具は用途別及び食品別に用意し，混同しないように使用されていますか．	
2	調理器具，容器等は作業動線を考慮し，予め適切な場所に適切な数が配置されていますか．	
3	調理器具，容器等は使用後（必要に応じて使用中）に洗浄・殺菌し，乾燥されていますか．	
4	調理場内における器具，容器等の洗浄・殺菌は，全ての食品が調理場から搬出された後，行っていますか．（使用中等やむをえない場合は，洗浄水等が飛散しないように行うこと．）	
5	調理機械は，最低1日1回以上，分解して洗浄・消毒し，乾燥されていますか．	
6	全ての調理器具，容器等は衛生的に保管されていますか．	

② 使用水の点検表

採取場所	採取時期	色	濁り	臭い	異物	残留塩素濃度
						mg／ℓ
						mg／ℓ
						mg／ℓ
						mg／ℓ

③ 井戸水，貯水槽の点検表（月1回点検）

	点 検 項 目	点検結果
1	水道事業により供給される水以外の井戸水等の水を使用している場合には，半年以内に水質検査が実施されていますか．	
	検査結果は1年間保管されていますか．	
2	貯水槽は清潔を保持するため，1年以内に清掃が実施されていますか．	
	清掃した証明書は1年間保管されていますか．	

〈改善を行った点〉

〈計画的に改善すべき点〉

【調理等における点検表】

	平成　年　月　日
責任者	衛生管理者

① 下処理・調理中の取扱い

	点 検 項 目	点検結果
1	非汚染作業区域内に汚染を持ち込まないよう，下処理を確実に実施していますか．	
2	冷凍又は冷蔵設備から出した原材料は速やかに下処理，調理に移行させていますか．	
	非加熱で供される食品は下処理後速やかに調理に移行していますか．	
3	野菜及び果物を加熱せずに供する場合には，適切な洗浄（必要に応じて殺菌）を実施していますか．	
4	加熱調理食品は中心部が十分（75℃で1分間以上（二枚貝等ノロウイルス汚染のおそれのある食品の場合は85～90℃で90秒間以上）等）加熱されていますか．	
5	食品及び移動性の調理器具並びに容器の取扱いは床面から60 cm 以上の場所で行われていますか．（ただし，跳ね水等からの直接汚染が防止できる食缶等で食品を取り扱う場合には，30 cm 以上の台にのせて行うこと．）	
6	加熱調理後の食品の冷却，非加熱調理食品の下処理後における調理場等での一時保管等は清潔な場所で行われていますか．	
7	加熱調理食品にトッピングする非加熱調理食品は，直接喫食する非加熱調理食品と同様の衛生管理を行い，トッピングする時期は提供までの時間が極力短くなるようにしていますか．	

② 調理後の取扱い

	点 検 項 目	点検結果
1	加熱調理後，食品を冷却する場合には，速やかに中心温度を下げる工夫がされていますか．	
2	調理後の食品は，他からの2次汚染を防止するため，衛生的な容器にふたをして保存していますか．	
3	調理後の食品が適切に温度管理（冷却過程の温度管理を含む．）を行い，必要な時刻及び温度が記録されていますか．	
4	配送過程があるものは保冷又は保温設備のある運搬車を用いるなどにより，適切な温度管理を行い，必要な時間及び温度等が記録されていますか．	
5	調理後の食品は2時間以内に喫食されていますか．	

③ 廃棄物の取扱い

	点 検 項 目	点検結果
1	廃棄容器は，汚臭，汚液がもれないように管理するとともに，作業終了後は速やかに清掃し，衛生上支障のないように保持されていますか．	
2	返却された残渣は，非汚染作業区域に持ち込まれていませんか．	
3	廃棄物は，適宜集積場に搬出し，作業場に放置されていませんか．	
4	廃棄物集積場所は，廃棄物の搬出後清掃するなど，周囲の環境に悪影響を及ぼさないよう管理されていますか．	

〈改善を行った点〉

〈計画的に改善すべき点〉

【食品保管時の記録簿】

	平成　年　月　日
責任者	衛生管理者

① 原材料保管時

品目名	搬入時刻	搬入時設備内(室内)温度	品目名	搬入時刻	搬入時設備内(室内)温度

② 調理終了後30分以内に提供される食品

品目名	調理終了時刻	品目名	調理終了時刻

③ 調理終了後30分以上に提供される食品
　ア　温かい状態で提供される食品

品目名	食缶等への移し替え時刻

　イ　加熱後冷却する食品

品目名	冷却開始時刻	冷却終了時刻	保冷設備への搬入時刻	保冷設備内温度	保冷設備からの搬出時刻

　ウ　その他の食品

品目名	保冷設備への搬入時刻	保冷設備内温度	保冷設備からの搬出時刻

〈進言事項〉

【食品の加熱加工の記録簿】

平成　年　月　日

責任者	衛生管理者

品目名	No.1			No.2（No.1で設定した条件に基づき実施）	
（揚げ物）	①油　温		℃	油　温	℃
	②調理開始時刻		:	No.3（No.1で設定した条件に基づき実施）	
	③確認時の中心温度	サンプルA	℃	油　温	℃
		B	℃	No.4（No.1で設定した条件に基づき実施）	
		C	℃	油　温	℃
	④③確認後の加熱時間			No.5（No.1で設定した条件に基づき実施）	
	⑤全加熱処理時間			油　温	℃

品目名	No.1			No.2（No.1で設定した条件に基づき実施）	
（焼き物，蒸し物）	①調理開始時刻		:	確認時の中心温度	℃
	②確認時の中心温度	サンプルA	℃	No.3（No.1で設定した条件に基づき実施）	
		B	℃	確認時の中心温度	℃
		C	℃	No.4（No.1で設定した条件に基づき実施）	
	③②確認後の加熱時間			確認時の中心温度	℃
	④全加熱処理時間				

品目名	No.1			No.2		
（煮　物）	①確認時の中心温度	サンプル	℃	①確認時の中心温度	サンプル	℃
	②①確認後の加熱時間			②①確認後の加熱時間		
（炒め物）	①確認時の中心温度	サンプルA	℃	①確認時の中心温度	サンプルA	℃
		B	℃		B	℃
		C	℃		C	℃
	②①確認後の加熱時間			②①確認後の加熱時間		

〈改善を行った点〉

〈計画的に改善すべき点〉

【配送先記録簿】

	平成　年　月　日	
	責任者	記録者

付表

出発時刻		⇒	帰り時刻	

保冷設備への搬入時刻（　　：　　）

保冷設備内温度　　（　　　　　　）

配送先	配送先所在地	品目名	数　量	配送時刻
				：
				：
				：
				：
				：
				：
				：
				：
				：
				：

〈進言事項〉

参 考 文 献

1) 食品成分研究調査会ほか編：五訂増補日本食品成分表，医歯薬出版，2006
2) 家庭料理研究グループ編：調理のためのベーシックデータ，女子栄養大学出版部，2004
3) 厚生労働省：大量調理施設衛生管理マニュアル，2013
4) 厚生労働省：日本人の食事摂取基準（2015 年版），2014
5) 名古屋市健康福祉局「集団給食施設関係報告の手びき」，2006
6) 西岡葉子編：集団給食献立作成の手引き，学建書院，1999
7) 濱田義和ほか：給食経営管理論，愛智出版，2003

Memo

Memo

Memo

名古屋文理大学短期大学部
名古屋文理栄養士専門学校
編 集 濱田義和
執 筆 濱田義和
　　　 三浦英雄
　　　 石井貴子

給食管理実習のための
計画と運用の手引き

2006年9月20日　第1版第1刷発行	編　者　　濱田義和
2009年2月1日　　第1版第2刷発行	発行者　　木村勝子
2011年3月1日　　第2版第1刷発行	
2016年2月1日　　第3版第1刷発行	

発行所　　株式会社 学建書院

〒113-0033　東京都文京区本郷2-13-13 本郷七番館1F
　　　　　　TEL　(03)3816-3888
　　　　　　FAX　(03)3814-6679
　　　　　　http://www.gakkenshoin.co.jp
印 刷 所　　あづま堂印刷㈱
製 本 所　　㈲皆川製本所

©Yoshikazu Hamada et al., 2006. Printed in Japan ［検印廃止］

JCOPY ＜㈳出版者著作権管理機構 委託出版物＞
本書の無断複写は著作権法上での例外を除き禁じられています．複写される場合は，そのつど事前に ㈳出版者著作権管理機構（電話 03-3513-6969，FAX 03-3513-6979）の許諾を得てください．
ISBN978-4-7624-2873-9